上海市执业药师协会　组织编写

心脏疾病合理用药

邬时民　周达新　**主编**

华东理工大学出版社
EAST CHINA UNIVERSITY OF SCIENCE AND TECHNOLOGY PRESS

·上海·

图书在版编目(CIP)数据

心脏疾病合理用药/邬时民,周达新主编. —上海:华东理工大学出版社,2018.5

ISBN 978-7-5628-5437-1

Ⅰ.①心… Ⅱ.①邬… Ⅲ.①心脏病-用药法 Ⅳ.①R541.05

中国版本图书馆 CIP 数据核字(2018)第 072341 号

策划编辑 / 周　颖
责任编辑 / 周　颖　张丽丽
装帧设计 / 肖祥德
出版发行 / 华东理工大学出版社有限公司
　　　　　　地址:上海市梅陇路 130 号,200237
　　　　　　电话:021-64250306
　　　　　　网址:www.ecustpress.cn
　　　　　　邮箱:zongbianban@ecustpress.cn
印　　刷 / 上海华教印务有限公司
开　　本 / 890mm×1240mm　1/32
印　　张 / 6.875
字　　数 / 142 千字
版　　次 / 2018 年 5 月第 1 版
印　　次 / 2018 年 5 月第 1 次
定　　价 / 32.00 元

《心脏疾病合理用药》编委会

上海市执业药师协会　　　　　　组织编写

策　划　彭建忠　上海市执业药师协会　会长

郑春元　上海市执业药师协会　原会长

顾维康　上海市执业药师协会　副会长兼秘书长

徐士琴　上海市执业药师协会　副秘书长

主　编　邬时民　上海市执业药师协会　编辑部主任

上海市优秀科普作家

周达新　复旦大学附属中山医院　心内科副主任

主任医师　博士生导师

编　委　管丽华　复旦大学附属中山医院　副主任医师

陈丹丹　复旦大学附属中山医院　主治医生

李明飞　复旦大学附属中山医院　住院医师

前　　言

　　高血压病、糖尿病和心脏疾病是常见的三种慢性病。这三种疾病严重威胁着人们的身体健康和生命安全。上海市执业药师协会组织相关专家已经编写了《高血压合理用药》《糖尿病合理用药》，作为姐妹篇，这次又编写了《心脏疾病合理用药》。

　　心脏疾病是一类比较常见的循环系统疾病，也是内科的常见病。

　　国家心血管病中心发布的报告显示，我国心血管病患病率处于持续上升中，每年心脏性猝死患者数超过 54 万人，相当于每分钟约有 1 个人猝死。因此，心脏疾病也被称为"无形杀手"，必须引起医生、药师、患者等方方面面人群的高度重视。

　　过去 20 年来，心脏疾病发病率在我国呈快速上升趋势，而且出现低龄化倾向。据我国 2016 年心血管病报告，我国有心血管病患者 2.9 亿人，其中脑卒中 1 300 万人，冠心病 1 100 万人，心衰 450 万人，肺心病 500 万人，高血压达到 2.7 亿人。为此，人们除了需要了解高脂血症、高血压、糖尿病、吸烟、肥胖、缺少运动、生活紧张等心血管病易患因素外，还需要了解心血管病药物治疗的相关常识。药物是一把双刃剑,合理的药物治疗可以缓解痛苦、治疗疾病,反之也可造成不可弥补的损失。医务工作者在临床工作中深深地认识到公众对药物常识的缺失,在药物治疗方面存在很多误区和不合理的地方,很有必要进行合理用药的普及教育。

在葛均波院士的倡导下,为了促进中国心血管发病率下降拐点早日到来,为了提高公众对心脏疾病及其合理用药的认知,上海市执业药师协会组织了医学专家和科普作家主编了《心脏疾病合理用药》一书。这是一本心脏疾病合理用药的科普图书,内容分为四章,主要介绍心脏疾病常识、心脏疾病药物治疗、特殊人群及并发症药物治疗和实用药物治疗案例。

本书采用问答式的方式,语言通俗易懂,形式生动活泼,不但适合于药师、内科医生尤其是心内科医生参考使用,也是一本大众健康科普读物。

特别提醒读者,凡是书中涉及有关药物治疗方面,因药物在治疗疾病的同时也会产生副作用,请咨询相关医生,不能自行服用。

编　者

目　　录

第一章　心脏疾病常识

第二章　心脏疾病药物治疗

第三章　特殊人群及并发症药物治疗

第四章　疾病防治实用案例

第一章
心脏疾病常识

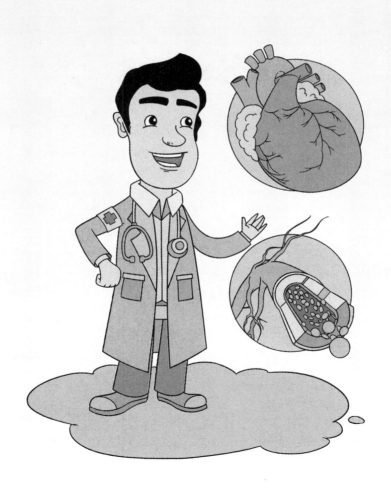

1. 什么是心脏疾病？

　　心脏是人体最重要的器官之一，主要功能是推动血液循环，起到泵的作用，提供压力，把血液运行至身体各个部分。人类的心脏位于胸腔中部偏左，体积相当于一个拳头大小，质量约350克。女性的心脏通常要比男性的体积小且重量轻。人的心脏外形像桃子，位于横膈之上，两肺间而偏左。心脏由左心房、左心室、右心房、右心室四个腔室构成。

　　心脏起到泵作用推动血液循环，向器官、组织提供充足的血流量，以供应氧和各种营养物质，并带走代谢后的终产物（如二氧化碳、尿素和尿酸等），使细胞维持正常的代谢和功能。体内各种内分泌的激素和一些其他体液要素，也要通过血液循环将它们运送到靶细胞，实现机体的体液调节，维持机体内环境的相对恒定。此外，血液防卫机能的实现，以及体温相对恒定的调节，也都要依赖血液在血管内不断循环流动。心脏还是一个内分泌器官，通过分泌相应的激素调节其他器官的功能。

　　心脏疾病会严重损害人体健康甚至危及生命。

　　人的循环系统由心脏、动脉、静脉、淋巴管构成，当循环系统发生结构或功能的异常时，称为循环系统疾病或心血管疾病。某一器官发生疾患，如动脉发生硬化，称为动脉硬化，下肢静脉发生曲张，则称为下肢静脉曲张。心脏冠状动脉发生硬化，就称为冠状动脉硬化；心脏发生功能、结构异常称为心脏疾病，简称心脏病。

国家心血管病中心发布的报告显示,近年来我国心血管病的患病率持续上升,每年心脏病猝死患者数超过 54 万人,相当于每分钟约有 1 个人猝死,为所有死亡原因之首。心脏病猝死的可怕之处还在于它的突发性和不可预测性。不过,有一半的心脏性猝死是有先兆的,判断并抓住心脏发出的求救信号,尽早去医院做深入的检查和治疗,就能争取更多的时间。

2. 心脏疾病有哪些症状?

心脏疾病的主要症状和表现有心悸、呼吸困难、发绀、咳嗽、咯血、胸痛、水肿、少尿、心脏增大、异常心音、心律失常、脉搏异常等。

但是,有些看似与心脏无关部位的症状也是心脏疾病的表现之一,常常为患者所疏忽,如肩膀、脖子、下巴、手臂等部位疼痛。

刘先生突然间肩膀疼痛,认为是肩周炎,到骨科诊治较长时间无效,后来有一天突然倒下,送医院检查原来是心脏出了问题。医生说,肩膀长时间疼痛有可能是心脏出问题的症状之一,很多患者没想到这一点。那么,肩膀疼痛与心脏疾病为何相关呢?这是由于心脏和肩膀等部位的感觉神经在传回大脑的途中有交叉、合并的现象。就像一条一条的支流慢慢地合并为江河,汇入大海时很难分辨出是哪个源头来的水一样,出现心绞痛、心梗时分辨不清,像是肩膀疼痛。同样,脖子、下巴、手臂等部位疼痛,也可能与心脏有关。这种痛感可能很锐利,但也可能只是隐隐作痛,以至于你以为它只是简单的肌肉损伤。如果经过相关专科医师诊治仍无疗效,尤其是疼痛部位相对固定的话,最好上心内科诊治。

另外,还有无诱因的出汗、恶心、呕吐及胃部不适等,也有可能是心脏病猝死的不典型信号,可就医行进一步检查,排除器质性疾病。值得高度重视的是,有些人尤其是心脑血管患者,会出现眼前发黑或一过性意识丧失,这是一种与心脏相关的最危险的信号。如果感到眼前发黑或出现短暂的意识丧失,特别是过去有冠心病、心肌病等器质性心脏病的患者,一定要及时就医,避免发生严重的心脏事件。

3. 心脏疾病发病原因有哪些?

(1)先天性心脏病

心脏在胎儿期中发育异常所致,病变可累及心脏各组织。

(2)后天性心脏病

出生后心脏受到外来或机体内在因素作用而致病。如:冠状动脉粥样硬化性心脏病、风湿性心脏病、高血压性心脏病、肺源性心脏病、感染性心脏病、内分泌性心脏病、血液病性心脏病、营养代谢性心脏病等。有心脏疾病家族史的人,尤其要引起注意。

4. 心脏疾病有哪些检查方式？

（1）侵入性检查

主要有心导管检查和与该检查相结合进行的选择性心血管造影,选择性指示剂(包括温度)稀释曲线测定心脏排血量,心腔内心电图检查、希氏束电图检查、心内膜和外膜心电标测、心内膜心肌活组织检查以及心血管内镜检查等。

这些检查会给患者带来一些创伤,但可得到比较直接的诊断资料,诊断价值较大。

（2）非侵入性检查

包括各种类型的心电图检查、超声心动图、超声多普勒血流图检查、实时心肌声学造影、心脏血管 CT 血管造影(CTA)及心脏磁共振等。

这些检查对患者无创伤性,故较易被接受,但得到的资料较间接,而随着仪器性能和检查技术的不断更新和提高,其诊断价值也在迅速提高。

5. 心脏疾病有哪些治疗方法？

（1）病因治疗

对病因已明确的患者,积极治疗病因可收到良好效果。

（2）解剖病变的治疗

用介入或外科手术治疗可纠正病理解剖改变，目前大多数先天性心脏病可用外科手术或介入治疗根治。

（3）病理生理的治疗

对目前尚无法或难以根治的心脏疾病，主要是纠正其病理变化。

（4）康复治疗

根据患者的心脏病变、年龄、体力等情况，采用动静结合的办法，在恢复期尽早进行适当的体力活动，对改善心脏功能、促进身体健康有良好的作用。在康复治疗中要注意心理康复，解除思想顾虑，加强与疾病作斗争的信心。恢复工作或学习后要注意劳逸结合，生活规律化。

6. 如何应对突发性心脏疾病事件？

心脏疾病引发的猝死事件时有所闻，有些平时看来身体健康、年富力强者也会因急性心肌梗死而顷刻间撒手人寰，实在令人唏嘘不已。

临床资料显示，在突发的心脏疾病中，最多的是急性冠状动脉供血障碍，突然缺血导致心脏的氧气和能源供应锐减，尤其在发病后的第一个小时。由于患者不能适应这种突发的缺血情况，容易发生致命性心脏电活动紊乱，甚至引发室颤。室颤发生后由于心脏丧失泵血能力，患者全身各个器官严重缺氧，如果在

4 分钟之内得不到正确抢救,就会导致死亡。

那么,发生突发性心脏疾病事件如何应对? 不少患者会束手无策或者手忙脚乱,做出错误的做法。正确的做法是:静、卧、呼救、吸氧、服药。

(1) 静

发病后患者应该冷静,尽量避免紧张和焦虑;

(2) 卧

就地卧倒或半卧倒休息;

(3) 呼救

第一时间打 120 救护电话,告知病情,以便救护车配备除颤等心脏急救设备及专业急救人员;

(4) 吸氧

有条件者可以吸氧;

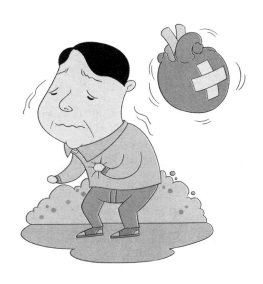

（5）服药

冠心病心绞痛、心肌梗死患者可含服硝酸甘油片于舌下。其他疾病可根据医嘱服用或含化相应的药物进行治疗。

需要特别注意的是，当发生突发性心脏疾病事件、疾病情况不明时，患者及其家属最好不要让非医护人员开车送患者去医院，因为没有专业设备和专业人员护送，很有可能使患者在去医院途中抢救不及致病情加重，严重者可致猝死。

7. 心脏疾病有哪些类型？

包括冠心病、高血压性心脏病、先天性心脏病、老年性瓣膜病、风湿性心脏病、肺源性心脏病、肺动脉高压、心肌炎快速型心律失常、缓慢性心律失常以及心包疾病等各种心脏疾病。

8. 什么是先天性心脏病？

先天性心脏病是先天性畸形中最常见的一类，约占各种先天畸形的 28％，指在胚胎发育时期由于心脏及大血管的形成障碍或发育异常而引起的解剖结构异常，或出生后应自动关闭的通道未能闭合（在胎儿属正常）的情形。先天性心脏病发病率不容小觑，我国每年新增先天性心脏病患者15 万～20 万。

9. 什么是风湿性心脏病?

风湿性心脏病是指由于风湿热活动,累及心脏瓣膜而造成的心脏病变。表现为二尖瓣、三尖瓣、主动脉瓣中有一个或几个瓣膜狭窄和(或)关闭不全。本病多发于冬春季节,寒冷、潮湿和拥挤环境下,初发年龄多在 5～15 岁,复发多在初发后 3～5 年内。

10. 什么是高血压性心脏病?

高血压性心脏病是由于血压长期升高,左心室负荷逐渐加重,左心室因失代偿出现肥厚和扩张而形成的器质性心脏病。根据心功能的变化,可分为心功能代偿期、心功能失代偿期,根据心室肥厚或扩大的程度,可分为对称性肥厚室间隔、不对称性室间隔肥厚和扩张性肥厚。早期可没有任何症状,随着高血压病程的进展,左心室肥厚扩大,可出现左室舒张功能减退,最终出现收缩功能减退,患者逐渐出现左心衰竭。

11. 什么是肺源性心脏病?

肺源性心脏病简称肺心病,是由于各种胸肺及支气管病变而继发的肺动脉高压,最后导致以右心室肥大为特点的心脏疾病。大多数肺心病是从慢性支气管炎、阻塞性肺气肿发展而来,少部分与支气管哮喘、肺结核、支气管扩张有关。肺源性心脏病常年存在,多于冬春季节并发呼吸道感染而导致呼吸衰竭和心力衰竭,病死率较高。

12. 什么是冠心病?

冠状动脉是唯一给心脏自身供血的血管,它紧贴着心脏,样子就像皇冠上垂下来的冕旒一样,所以叫"冠状动脉"。

冠心病的全称是"冠状动脉粥样硬化性心脏病",是由于脂质代谢不正常,血液中的脂质沉着在原本光滑的动脉内膜上,一些类似粥样的脂类物质堆积而成白色斑块,称为动脉粥样硬化病变。

动脉粥样硬化是一种与脂质代谢障碍有密切关系的疾病,常发生在大、中型动脉,如主动脉、冠状动脉、脑动脉等重要部位的血管。动脉粥样硬化主要表现为血管内膜产生斑块;斑块发生炎症导致斑块破裂、脱落;血管内膜纤维组织增生;血管壁变脆、变硬,管腔变窄等。斑块渐渐增多会造成动脉腔狭窄,使血流受阻,导致心脏缺血,产生心绞痛。心脏缺血如果短时间(大都超过20分钟)内无法解除,导致相应冠状动脉下游远端灌注区心肌坏死,临床上则表现为急性心肌梗死。

冠心病的危害除了可以发生心绞痛和心肌梗死以外,还可以因为心肌缺血导致各种心律失常以及心脏扩大和心力衰竭。

最严重的心律失常是心室颤动,临床上表现为突然死亡(医学上称之为猝死)。心绞痛、心肌梗死、心律失常、心脏扩大和心力衰竭可以互为因果而同时存在。猝死是冠心病死亡的主要形式。

冠心病主要包括五种类型:隐匿型、心绞痛型、心肌梗死型、心力衰竭型、猝死型。

(1)隐匿型

患者有冠状动脉硬化,病变较轻或有较好的侧支循环,或患者痛阈较高因而无疼痛症状,但是静息或负荷试验有心电图 ST 段压低、T 波倒置等心肌缺血的表现。

(2)心绞痛型

在冠状动脉狭窄的基础上,由于心肌负荷的增加引起心肌急剧而短暂的缺血与缺氧的临床综合征。典型发作表现为突然发生胸骨上、中段压榨性、闷胀性或窒息性疼痛,可放射至心前区、左肩及左上肢,历时 1～5 分钟,休息或含服硝酸甘油片,1～2 分钟内症状即可消失。体力劳动、受寒、饮食和精神刺激等为常见的诱因。

(3)心肌梗死型

在冠状动脉病变的基础上,发生冠状动脉供血急剧减少或中断,使相应的心肌严重而持久地急性缺血导致心肌坏死。

(4)心力衰竭型

患者由于心肌纤维化,心肌的血供长期不足,心肌组织发生营养障碍和萎缩,或大面积心肌梗死后,纤维组织增生所致。

(5)猝死型

突然发病,心脏骤停而死亡。患者心脏骤停是在动脉粥样硬化的基础上,发生冠状动脉痉挛或栓塞,导致心肌急性缺血,造成局部电活动紊乱,引起暂时的严重心律失常所致。

因此,患者对心绞痛、心肌梗死、心力衰竭等应引起足够重视,因为这些都是导致冠心病病情加剧甚至引发猝死的"元凶"。当然,有些冠心病患者并不一定有发病症状或者症状不明显,应预防隐匿性冠心病的发生,需注意经常体检。

那么,我们如何来"捕捉"冠心病呢? 尽管冠心病有许多症状,有的可能没有症状,但是最主要的症状是心绞痛。我们可以从心绞痛的疼痛部位、疼痛性质和持续时间来发现冠心病的"蛛丝马迹"(详见 13. 什么是心绞痛?)。

此外,以下这些与"心"关联不大的症状也可能是冠心病的"信号"。

(1) 近期内屡次发生胸背部闷胀、沉重或气短。

(2) 出现阵发性呼吸困难、气短、不能平卧、咳嗽、咳白黏痰或粉红色泡沫痰。

(3) 突然出现心慌、恶心、面色苍白、出冷汗、四肢发凉。

(4) 劳累或情绪激动时出现一种说不清楚的不适感觉,休息或情绪平静后会缓解。

(5) 不明原因的牙疼,尤其是一阵一阵的,说不准痛点究竟在哪一颗牙齿,检查时牙齿完好无损,亦无任何发炎症状,服用一般的止痛药无效。多在劳累或紧张时发作,休息或情绪平静后会缓解。

(6) 阵发性的肩背疼痛,多见于身体左侧,还可窜到左臂及左手掌内侧的手指,几分钟左右就能缓解,不受气候影响,不可误认为关节炎。

（7）反复发作的肚子疼，主要是胃脘前　　　部，也可有烧灼感，但排除了胃肠炎、胃炎等。

（8）突发的不明原因的头晕或晕厥。

当发现上述 8 种"信号"时，不能掉以轻心，以防冠心病发作而严重损害身体健康甚至导致猝死。

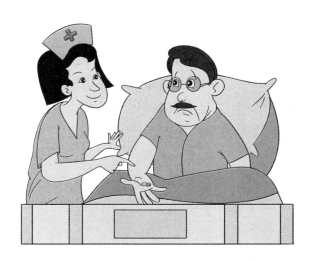

13. 什么是心绞痛?

心脏在一般情况下是不会感觉到疼痛的，缺氧时心脏才会疼痛。当冠状动脉堵塞大于 70％ 的时候，由于缺氧，心脏感觉到明显的疼痛，这就是心绞痛。可见心绞痛就是冠状动脉堵塞加重、心肌缺血更进一步的表现。

（1）心绞痛疼痛部位

心绞痛以发作性胸痛为主要表现：在胸骨体上、中段之后，可波及心前区，有手掌大小范围最为典型；可放射到左臂内侧、左手或后背，偶有放射到下颌、咽部、上腹部。

（2）心绞痛疼痛性质

多为压迫样、憋闷、紧缩性疼痛，有的人可有烧灼感。

（3）心绞痛持续时间

一般为 1～10 分钟，最多不超过 20 分钟。

体力活动、情绪激动、寒冷、吸烟、发热及心动过速等情况均可引起心绞痛发作。一般情况下，去除诱因、休息以及含服急救药物后可在数分钟内缓解。

有的人平常坐着没事，一活动就心绞痛，这在医学上叫"劳力性心绞痛"。因为不动的时候心脏需要的氧气少，人一活动心脏需要的氧气增加，已经有堵塞的冠状动脉供不上血了，就引起心绞痛。这种由于运动引发的心绞痛叫做"劳力性心绞痛"，意思是不动没事，一动就引发心绞痛。

根据世界卫生组织"缺血性心脏疾病的命名及诊断标准"，将心绞痛分为劳累性和自发性两大类，结合近年对心绞痛患者的深入观察，增加一类混合性心绞痛。

14. 为什么说突发的心绞痛更危险？

心绞痛是冠心病的常见症状，所以冠心病患者会谨慎预防。

但对没有心脏疾病史的人来说,突然被心绞痛偷袭则更加危险。

首先,这些人可能对心绞痛缺乏了解。经常发作的患者一般会规律用药,注意症状变化,发现异常会迅速就诊。而很少发作的人缺乏经验,不知道什么程度应该去医院。数据显示,约有40%的猝死者是过去没有任何心脏疾病史的人。这时的心绞痛虽然是"初发",却可能一击致命。

其次,心脏自身有保护性机制,第一个是在反复缺血时,心脏表面就长出了一些额外的血管,保证整个心脏的血液循环。即使原有的主干道堵上了,这些血管还可以起作用,不至于在打击突然来临的时候心脏停跳。第二个是预适应,就是说心肌反复缺血,时间长了,心肌细胞习惯了,适应了,再次缺血对心脏的影响相对小了。而突发心肌缺血时,心脏的保护机制还没来得及启动,心跳就停了。所以突发心绞痛往往更加危险,发生心肌梗死、心律失常、急性循环衰竭或猝死的概率更高。

此外,许多人出现心绞痛时,以为是年龄大了,体力不济,并未意识到这就是心绞痛,从而被偷袭,甚至出现危险。其实,心绞痛并不能完全理解为字面意思,很多时候并不表现为典型的胸痛,而是压榨样或紧缩样疼痛,出现胸部闷、憋、堵、胀、发热等不适,部位在心前区、胸骨后,有拳头大小,发病过程持续几分钟,一般停下来歇一会儿可能会缓解,疼痛常放射至左肩、左臂内侧等,并且每次发作的疼痛部位是相对固定的。因此,一旦出现疑似症状应该马上就医,大家要树立"有胸痛,上医院,拨打120"的概念。

最后,要特别说明,不是说心绞痛天天发作就是好事,只是说过去没有心脏疾病史的人,一旦犯病可能更严重,危险性更高。如果心绞痛患者没有及时发现并治疗,尤其是已成为不稳定心绞痛时(程度加剧、时间延长,含服救心药效果不明显),随时可能发生心肌梗死。近些年,医学界把不稳定心绞痛与急性心梗一起归入了急性冠脉综合征的范畴,提醒医生和患者碰到不稳定心绞痛时要与急性心梗同等重视。

还需要提醒的是,心绞痛一般历时 1～5 分钟,很少超过 15 分钟。如超过 15 分钟,或者连续含服 3 次救心药不缓解,应考虑急性心肌梗死的可能。

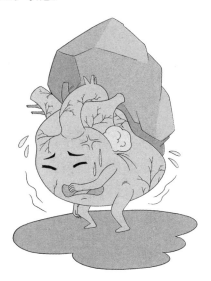

15. 什么是心力衰竭?

心力衰竭是各种心脏疾病导致心功能不全的一种综合征,

绝大多数情况下是指心脏功能损害使心脏排血量不能满足机体代谢的需要,器官、组织血液灌注不足,同时出现肺循环和(或)体循环淤血以及组织血液灌注不足的现象。少数情况下心肌收缩力尚可使心脏排血量维持正常,但由于异常增高的左心室充盈压,使肺静脉回流受阻,而导致肺循环淤血。后者常见于冠状动脉粥样硬化性心脏病和高血压性心脏病心功能不全的早期或原发性肥厚型心肌病,称之为舒张期心力衰竭。心力衰竭时常伴有肺循环和(或)体循环的被动性充血,故又称之为充血性心力衰竭。

16. 什么是心肌梗死?

当冠状动脉全部堵死时,心脏完全得不到血液供应,心脏也就干不动活,停止跳动。这时候心肌就会因为缺血而坏死,医学上叫做"心肌梗死",简称"心梗",意思是冠状动脉全部堵死引起的心脏肌肉坏死。心脏是人的发动机,冠状动脉是给发动机供油的输油管,油管堵塞,发动机马上熄火,心脏停跳,人很快会死亡。

17. 心肌梗死是否一定有症状?

在很多人眼里,心梗是一定有胸痛症状的,而且发生心梗者原本就有心脏疾病。其实不然，有些心梗患者发病并没有疼痛的症状，以前也没有心脏疾病，这种心梗临床上称为无痛性心梗。由于无痛性心梗发病前往往没有明显征兆，不为患者所重视，也有可能引起误诊，因此更容易导致猝死。

有一天，87 岁的邻居王大伯在上厕所时突然晕倒在地上，家人见状把他扶起，大约过了两三分钟，没发现特殊情况，也没有感到不适。过了一个小时，王大伯离开座位想活动一下，但是又突然倒地。家人急忙走上前，发现王大伯神志不清，脸色不好，浑身大汗淋漓，不过没有抽风。这样的症状持续了四五分钟，而后王大伯神志清醒，好像没有什么大碍。家人不放心，就把他送往医院心内科。

医生询问家属，了解到王大伯平时身体还算好，没有高血压和糖尿病，并且行动自如，也没有胸痛胸闷的情况。为保险起见，医生让王大伯做心电图和血常规检查，以排除心梗和胃肠道出血，然后再做其他检查。

没过多久，心电图报告出来了。心内科医生看了心电图报告后对家属说："马上办理住院手续，老人家是急性心肌梗死。"对这样的诊断结果，家属似乎有些不相信，急性心肌梗死怎么事先毫无症状？医生告诉家属，诊断肯定没有问题，心电图报告显示是典型的急性下壁心肌梗死图形。医生说，急性心肌梗死通常伴有剧烈的胸痛，但也有一些患者没有胸痛，医学上称之为无痛性心梗。

那么，为何有的心梗没有疼痛感觉呢？这是由于心脏疼痛警报系统失灵造成的，心脏病变部位不同和个体差异导致对疼痛敏感度不一样。心脏病变部位不同,导致对疼痛敏感度不一样,如病变在右冠状动脉,则对疼痛不甚敏感;后壁心肌梗死,也可能不出现疼痛;发生心内膜下心肌损害时常无疼痛感觉。老年人由于机体老化,感觉迟钝,对疼痛感降低,还有些老年人患有老年痴呆,因此会对疼痛不敏感。

由于无痛性心梗不易被发现,因此必须引起高度重视。老年人如果有反常现象,出现突然脸色苍白、出冷汗,不明原因的心慌气短、不能平卧,胃部不适、胀满恶心,高血压患者不明原因血压下降,糖尿病患者出现昏迷等,都不能掉以轻心,应及时上医院诊治,以防急性心梗而猝死。

18. 心肌梗死为什么"重男轻女"?

心肌梗死对人体健康来说可谓致命一击,因为很多人会迅速死于这"无声杀手"。综合心肌梗死发生概率,男性比女性多。由此产生这样的疑问:难道心肌梗死也"重男轻女"?确实如此,相比之下,心肌梗死更"青睐"男性。

世界卫生组织曾对 15 个国家的急性心肌梗死情况做过一个以 10 万人口为样本的调查,结果发现,心肌梗死年死亡率以瑞典、爱尔兰、挪威、芬兰、英国最高,每 10 万人中男性年死亡数分别是 253.4、236.2、234.7、230.0、292.9,女性年死亡数分别是 154.7、143.6、144.6、148.0、171.3。美国居中,中国和韩国居末两位,男性分别是 15.0、5.7,女性分别是 11.7、3.4。由此可见,男性的心肌梗死死亡率高于女性。

但是，这并不意味着女性可以掉以轻心。由于性别的关系，男性的心肌梗死症状往往比较典型，出现症状后以便及时救治，而女性尽管心肌梗死发生的概率比男性低，但是其症状不典型，不一定会出现典型的胸闷、胸痛、活动时疼痛加剧、冒冷汗等症状，等到发现有心肌梗死问题时情况危急，抢救困难。相对于女性，大多数男性患者在发生心肌梗死前，往往会出现较典型的胸闷、胸痛、活动时疼痛加剧、冒冷汗等典型心肌梗死症状，容易引起警觉，以便及时去医院就诊。

因此，对于心血管疾病患者尤其是女性患者来说，应警惕心肌梗死的不典型症状。临床发现，腹痛很有可能是心肌梗死症状，很多人不会把两者联系在一起。还有出现上吐下泻现象也应警惕心肌梗死的发生，因为以消化道症状为首发表现的心肌梗死也不罕见。

女性的心肌梗死应引起人们的高度注意。与男性相比，女性患心脏疾病的风险，除了男性和女性的通用风险因素，包括高胆固醇、吸烟、肥胖和缺乏体育运动，女性特有的因素则包括妊娠高血压、乳腺癌治疗。自身免疫性疾病也会增加心脏疾病的风险期。由于自身免疫性疾病女性患者多于男性，所以这更应引起女性重视。预防心脏疾病，是防止心肌梗死发生很重要的一环。

防治女性心脏疾病，不仅需要改善专业医护人员的知识、态度和观念，更重要的是女性自身的改变。女性要做的第一件事就是重视自身的健康状况，更多地了解女性特有的心脏疾病风险因素及症状。此外,还须积极处理心理压力及抑郁等精神障碍,因为抑郁和创伤性应激障碍等精神疾病在女性中也更加常见。

19. 为什么说症状不典型的心肌梗死更凶险?

高温时节,王女士感到胸闷,她以为是天气炎热、气压较低的缘故,心想过一会就会好的。没想到,过了半个多小时,胸闷不但没有缓解反而加剧,头上直冒冷汗,连气都透不过来,情急之下她拨打了 120 急救电话。经检查,王女士较大面积心肌梗死。对此,医生在通知家属的同时,对她进行紧急抢救,总算转危为安。家属赶到医院与医生沟通说,王女士没有心脏疾病史,也没有出现心脏绞痛,只是右胸部不适,怎么会是心肌梗死? 医生回答说,王女士的病是症状不典型的心肌梗死。临床工作中,许多心肌梗死的病人前驱症状不典型,有的病人没有明确的胸痛,特别是有糖尿病的病人。

疼痛是急性心肌梗死最常见的起始症状。典型的部位是胸骨后直到咽部,或在心前区,有时向左肩左背放射,疼痛有时在上腹部或剑突下。但是,心肌梗死还有一些不典型的症状,如牙痛、咽痛、下巴疼痛、左上肢及背部麻木酸痛、胸闷、大汗、咳嗽、不能平卧,以及头晕、烦躁、表情淡漠、嗜睡、意识障碍等。疼痛的性质是压迫感、顿痛或剧痛,有窒息感,有时伴有咽喉部的紧缩感。也有些患者伴有对死亡的恐惧感,持续时间在 20 分钟以上，含硝酸甘油一般不能完全缓解。

　　由于症状不典型的心肌梗死的临床表现不明显，患者往往会疏忽，医院有时候也会误、漏诊。因此，症状不典型的心肌梗死在一定程度上来说更加凶险，由于没能及时就诊，往往酿成急性心肌梗死猝死的惨剧。为此，患者尤其是老年人如发生上述不典型心肌梗死症状，应及时去医院心内科就诊，通过医生的专业检查来确诊是否与心肌梗死有关。

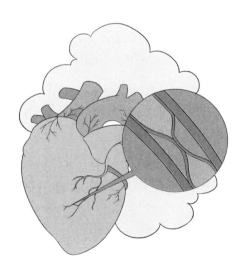

20. 心绞痛和急性心肌梗死有什么区别？

　　心绞痛和心肌梗死均属于冠心病范畴。心绞痛是冠状动脉供血不足，心肌急剧而暂时的缺血与缺氧所引起的以发作性胸痛或胸部不适为主要表现的临床综合征。急性心肌梗死是冠状动脉急性、持续性缺血缺氧所引起的心肌坏死。

它们具体区别如下。

(1)心绞痛的疼痛性质多为压榨性或窒息性,常由劳累、受寒、激动等因素所诱发。疼痛主要位于胸骨上、中段之后,可放射至心前区与左上肢。每次发作持续时间短,多为1～5分钟或15分钟以内,发作周期频繁,休息或用硝酸酯制剂后消失。一般无气喘、肺水肿症状,血压升高或无显著变化,所以无休克现象,也无发热。化验检查:白细胞计数正常、血沉可正常或略快、无血清酶学变化,心电图可无变化或有暂时性改变。

(2)急性心肌梗死的疼痛性质与心绞痛类似,但更为剧烈,多无诱发因素。疼痛部位与心绞痛相同,但可在较低位置或上腹部。每次发作时间长,可从数小时到1～2天,发作周期不频繁,服用硝酸甘油不能缓解。常伴有气喘和肺水肿,血压往往下降而出现休克,常有发热。化验检查:白细胞计数升高、血沉显著增快、有血清酶学变化,心电图可呈进行性特殊改变。

急性心肌梗死可并发心律失常、休克或心力衰竭,常可危及生命,所以急性心肌梗死比心绞痛更严重。

那么,如何预防急性心肌梗死再发呢?

心肌梗死后必须做好二级预防,预防心肌梗死再发。患者应合理膳食(低脂肪、低胆固醇饮食),戒烟、限酒,适度运动,心态平衡。坚持服用抗血小板药物(如阿司匹林)、β阻滞剂、他汀类调脂药及血管紧张素转化酶抑制剂（ACEⅠ），控制高血压及糖尿病等危险因素，定期复查。

除上述二级预防所述各项内容外，在日常生活中还要注意以下几点。

（1）避免过度劳累

避免搬抬过重的物品，老年冠心病患者搬抬过重的物品更容易诱发心肌梗死。

（2）放松精神

心理因素对心脏的影响之大，可能是患者未曾想到的。有些爱生闷气的人，尤以中老年女性居多，生闷气后，心尖部会膨出，好比气球鼓出一个大包。经过十多天治疗，患者气消了，大部分都能恢复正常，称为应激性心肌病（心尖球样综合征）。因此，应愉快生活，对任何事情都应坦然处之。

（3）洗澡时要特别注意

不要在饱餐或饥饿的情况下洗澡。水温最好与体温相当，水温太热可使皮肤血管明显扩张，大量血液流向体表，可引起心脑缺血。洗澡时间不宜过长，洗澡房间一般闷热且不透风，在这种环境中人的代谢水平较高，极易缺氧、疲乏，老年冠心病患者更是如此。冠心病程度较严重的患者应在他人帮助下洗澡。

（4）气候变化时要当心

在严寒或强冷空气影响下，冠状动脉可发生痉挛并继发血栓而引起急性心肌梗死。天气急剧变化、气压低时，冠心病患者会感到明显的不适。所以天气恶劣时，冠心病患者要注意保暖或适当加服硝酸甘油类扩冠药物进行保护。

（5）心肌梗死的患者必须保持大便通畅，在解大便时切记不要过分用力，否则可能导致猝死。

21. 什么是心肌炎？

心肌炎是指由各种病因引起的心肌肌层的局限性或弥漫性的炎性病变。炎性病变可累及心肌、间质、血管、心包或心内膜。其病因可以是各种感染、自身免疫反应及理化因素。病程可以是急性（3个月以内）、亚急性（3～6个月）和慢性（半年以上）的。在我国病毒性心肌炎较常见，临床表现通常与受损伤心肌的量有关。轻型心肌炎的临床表现较少，诊断较难，故病理诊断远比临床发病率高。

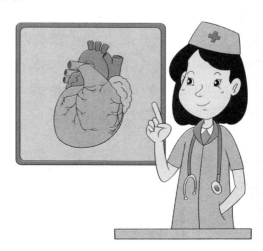

22. 什么是心源性猝死?

　　说到唐太宗李世民,读过历史的人都知道,这位开创"贞观之治"的唐代伟大政治家、军事家,是后世明君之典范。唐太宗即位后,居安思危,任用贤良,虚怀纳谏,实行轻徭薄赋、疏缓刑罚的政策,并且进行了一系列政治、军事改革,终于促成了社会安定、生产发展的太平景象。按道理,歌舞升平之中的唐太宗应该是健康长寿的,但他却是一个短寿者,只活了 50 岁。与唐高祖相比,少活了 19 年。那么,唐太宗短寿的原因何在?

　　唐太宗李世民在位 22 年,可谓治国有方,但登上皇位后的唐太宗与历代帝王一样,过起了安逸享乐的生活,趋向腐化。他修复了隋炀帝在洛阳建的豪华宫室,还霸占了齐王李元吉的杨妃。他好酒甘肥厚食,且起居无常。时届中年,体态臃肿,常出现胸闷气短的现象,太医们经常按照"胸痹"之类的疾病调治。胸痹与西医的冠状动脉粥样硬化性心脏病、心包炎等疾病引起的心前区疼痛,以及肺部疾病、胸膜炎、肋间神经痛等以胸痛为主症的疾病相类似。

　　诚然,唐太宗的死因与冠心病有关。唐太宗爱女高阳公主下嫁房玄龄次子房遗爱。高阳公主骄傲专横,因看到公爹——当朝宰相房玄龄常进谏圣上,心生不满,于是设计骗取诏书强休了驸马之嫂,辱骂、逼死房玄龄。当开国元勋程咬金之妻和老臣尉迟恭揭穿了事情真相后,唐太宗方知自己受了女儿的骗,害死了曾经帮助自己登上皇位的有功之臣房玄龄,痛悔不已,遂宣高阳公主问罪,却反遭公主顶撞。一气之下,立即感到胸痛难忍,憋闷窒息,不到一个时辰即驾崩。很显然,李世民死于以心绞痛为主要表现的"心源性猝死"。

心源性猝死是指由于各种心脏原因所致的突然死亡。可发生于原本有或无心脏疾病的患者中,常无任何危及生命的前期表现,突然意识丧失,在急性症状出现后 1 小时内死亡,属非外伤性自然死亡,特征为出乎意料的迅速死亡。导致心源性猝死的重要原因是冠心病,高血压、高脂血症是冠心病的危险因素。另外,过度饮酒、吸烟、生活无节制、精神因素、生活方式改变等也与冠心病有关。"怒火中烧"是导致心脏性猝死的一个直接诱因,唐太宗就是由于平时患有冠心病加上大怒,结果一命呜呼。

从唐太宗的事件中我们可以得到这样的启示:应积极预防冠心病的发生,有了冠心病,除了正常就医,还应避免过度疲劳和精神紧张,以免机体处于应激状态,使血压升高、心脏负担加重,原有心脏疾病加剧。应戒烟、限酒、平衡膳食、控制体重、适当运动,保持良好的生活习惯会减少心脑血管疾病的发生。冠心病患者千万不要情绪激动,以防遭受"灭顶之灾"。

23. 心源性猝死现场如何急救?

心源性猝死的现场急救非常重要,由于患者常在 1 小时内死亡,所以临床上有"黄金 4 分钟急救"之说。

当患者心脏跳动停止时,如在 4 分钟内实施初步的心肺复苏术,在 8 分钟内由专业人员进一步心脏救生,抢救复生的可能性最大,开始救治时间每延长 1 分钟,生存的机会就会锐减10%。因此时间就是生命,速度就是生命。

在专业人员到达急救现场之前,患者身旁人员应对患者采用"胸外心脏按压"方法施救。

按压部位:双乳头连线中点处。

按压方法:一手掌跟置于双乳头连线的中点胸骨正中,另一只手叠加之上,两手掌根重叠,两手手指跷起抬离胸部,利用上半身体重和肩臂部的肌肉力量,垂直向下以掌根用力按压。一旦有人发生心跳骤停,要尽早开始胸外按压,且要用力、快速。

同时,使患者保持呼吸顺畅。发现患者气道有异物,应从患者背部双手环抱于患者上腹部,用力、突击性挤压。

如果患者意识丧失,可采用人工呼吸进行急救,但需有这方面的知识,若高度怀疑窒息导致心脏骤停必须进行人工呼吸。在现场急救的同时,应紧急拨打 120 急救电话。

24. 为什么高温和梅雨时节需养"心"?

梅雨时节空气潮湿、气压降低,高温下人体极易出汗,会使血液黏稠度升高,加重心肌缺血缺氧。冠心病患者本身就因为冠状动脉粥样硬化血流供应不畅,很容易再次发生心肌缺血,出现胸闷、心绞痛症状,严重的甚至会发生心肌梗死、心力衰竭等导致死亡。

黄梅天雨水多且闷热,让人感到不舒服。冠心病患者若活动稍过度,就易发生心肌需氧明显超过冠状动脉的供氧量而致胸闷和心绞痛的现象。

根据黄梅天的气候特点及心绞痛的发病机理,冠心病患者应在环境、起居、服药等方面引起注意。除了工作与居住环境尽可能保持通风和干燥,还可每天清晨做深呼吸或呼吸体操,以增加肺活量,避免缺氧;应保证足够的休息与睡眠,增强抵抗力来适应气候带来的不利环境;在医生的指导下,服用必要的药物,不同类型的心绞痛患者须根据不同的病情采取相应的治疗方案,症状发生变化时应及时就诊以免发生严重心脏事件。

第二章
心脏疾病药物治疗

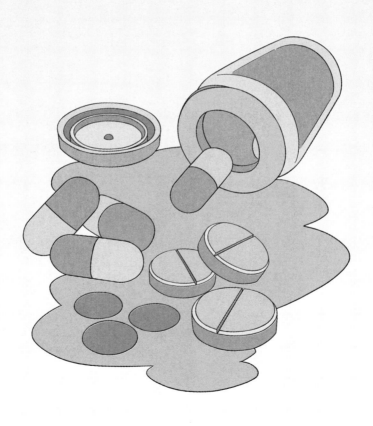

25. 心脏疾病患者用药应注意哪些事项?

心脏疾病患者用药应注意以下事项。

(1) 长期服用心得安的冠心病患者,不可骤然停药,否则会引起反弹,加剧心绞痛甚至发生心肌梗死。

(2) 伴有低血压、心动过缓、肺心病、慢性支气管炎、心功能不全、哮喘的冠心病患者,忌用或禁用心得安。因为心得安兼有降血压和抗心律失常的作用,只适合伴有高血压或心动过速的冠心病患者。

(3) 伴有肝病的冠心病患者,忌用心得安、心得舒、心得平、噻吗心安等药物。

(4) 心绞痛发作时忌直立位含药。病情发作时,应立即在舌下含1片硝酸甘油,或嚼碎后含在舌下,含药时不能站立,以免突然晕厥而摔倒,应坐靠在宽大的椅子上。

(5) 忌自作主张随意加减药量,有些患者治病心切,擅自加量,结果欲速则不达。

(6) 伴有青光眼的患者,慎用或忌用硝酸甘油。

(7) 忌自作主张随意联合用药。临床上发现,心得安合并异搏定,可发生心动过缓、低血压、心衰,严重者甚至心脏骤停,而洋地黄和异搏定合用,则可发生猝死。

26. 心脏疾病常用药什么时候服用最有效?

服用药物的时间有一定的讲究,如抗高血压药,一般情况下清晨服用,因为大多数患者清晨处于血压高峰值。那么,心脏疾病常用药什么时候服用最有效?

(1) 抗血小板药物——阿司匹林

人体早上 6 点至 10 点血液黏稠度较高,血压、心率水平也较高,是心脑血管事件高发时间段。因此,为达到预防和治疗心脑血管疾病的最佳效果,普通剂型的阿司匹林早上服用较为合适。但是,普通剂型的阿司匹林口服后因为水杨酸的强酸性作用刺激胃黏膜,容易造成胃黏膜损伤从而诱发胃出血,所以一般建议饭后服用。

目前临床上绝大多数使用阿司匹林肠溶片,大部分肠溶剂型呈 pH 值依赖性,在胃内酸性环境中基本不溶解,到达十二指肠后在肠道的碱性环境中才开始溶解,所以餐前服用阿司匹林肠溶片为佳。如果肠溶片在餐后服用,一方面食物可以稀释或中和胃酸,"碱化"胃的酸性,甚至达到碱性条件,导致阿司匹林的肠溶外衣在胃中被溶解;另一方面,食物也会延阻药物快速通过胃进入肠道,由此释放出来的阿司匹林会强烈刺激胃部。在餐前服用时,因为空腹状态下胃呈酸性,阿司匹林肠溶片不会在胃中释放,不会引起胃痛等刺激症状,若在餐前服用了大剂量的抑酸药或抗酸药,使胃中碱性升高,可能会使阿司匹林肠溶外衣提前溶解,释放阿司匹林。

在特殊情况下,如急诊经皮冠状动脉介入治疗(PCI)或脑梗急性发作时,为了让大剂量阿司匹林尽快吸收,迅速发挥抗血小板聚集疗效,会让患者将肠溶阿司匹林嚼服,此为特殊但合理的服法,需警惕患者是否有胃溃疡的禁忌。

(2)他汀类降脂药

由于胆固醇合成酶有昼夜节律,肝脏在夜间合成胆固醇能力最强,因此建议在晚间或临睡前服用他汀类药物,以抑制胆固醇的合成。

(3)抗心绞痛类药物

心绞痛发作高峰一般为上午6时至12时,而抗心绞痛药物的疗效存在昼夜节律性。

目前临床上常用抗心绞痛药物包括钙离子拮抗剂、硝酸酯类和β受体阻滞剂等,这些药物若在上午使用,可明显扩张冠状动脉,改善心肌缺血,而在下午服用的药效强度不如前者。所以心绞痛患者最好早晨醒来时马上服用抗心绞痛药,从而起到最佳疗效。

(4)强心药

心力衰竭患者对地高辛和西地兰等强心苷类药物的敏感性以凌晨4时左右最高,此时用药效果比其他时间给药增强40倍。

地高辛在上午8时至10时服用,血峰浓度稍低,但生物利用度和效应最大,在下午14时至16时服用,血峰浓度高而生物利用度低,因此上午服用地高辛不但能增加疗效,而且能减低其毒性作用。

27. 心跳快怎样用药？

高先生在一次体检中被检出心跳过快，每分钟心跳达 135 次。经进一步诊断，查出窦性心动过速。根据医嘱，高先生需要服用药物。

普通成年人的正常心跳，一般为每分钟 60～100 次。每分钟在 100 次以上，而在 140 次以下者，也就是指心脏的司令部（窦房结）发出的冲动频率每分钟超过 100 次，而在 140 次以下者，这种心跳过快在医学上被称为"窦性心动过速"，也就是平常所称的心跳过快。

为何会发生窦性心动过速呢？一般认为，这主要与交感神经兴奋性增高或迷走神经张力降低有关，常见于剧烈运动、情绪激动、饮烈性酒、浓茶或咖啡后，及过多吸烟、饱餐、疼痛、发热、失血、休克、感染、心力衰竭、心肌炎、甲状腺功能亢进症及应用阿托品或肾上腺素等药物后。这种心跳过快大多为功能性的，如由上述疾病所引起，则属病理性。

心跳过快时，患者可有心悸、头晕、胸闷等症状，心率开始和终止时分别逐渐增快和减慢。按压颈动脉窦时，心率逐渐减慢，停止按压后，心率又逐渐加快，这与一般阵发性室上性心动过速是不同的。

心跳过快时，应在医生的指导下，合理选用下列药物治疗。

（1）β受体阻滞药

通过阻滞β受体，使心率减慢，为常用的减慢心率药物。

心功能良好、容易紧张、血压偏高的患者，可服用短效的普萘洛尔（心得安），每次5～10毫克（每片10毫克），每日2～3次；中效的美托洛尔（倍他乐克）或阿替洛尔（氨酰心安），均为每次12.5～25毫克（每片50毫克），每日2次；或长效的比索洛尔（康忻、博苏），口服每次5毫克（每片5毫克），每日1次。如心率慢于每分钟60次则停用。

（2）钙拮抗药

如非二氢吡啶类钙拮抗药，对窦房结有抑制作用，使窦性心律减慢。

常用的有维拉帕米（异搏定），适用于心功能良好，血压偏高的患者，口服每次40毫克（每片40毫克），每日3次，或用缓释片，每次半片（每片240毫克），每日1次。服用本药偶可致低血压、下肢水肿、眩晕等不良反应。如心率慢于每分钟60次则停用。

另外，还可选择地尔硫䓬（恬尔心），其减慢心律的作用不及异搏定，也有降压作用，且有解除冠脉痉挛作用，适用于冠心病心绞痛伴高血压及心率偏快者，口服每次1片（30毫克），每日3次，或用缓释胶囊，每次1粒（90毫克），每日1～2次。服用本药偶见眩晕、潮红、头痛、便秘、低血压、心动过缓等不良反应。

（3）地高辛

强心药，通过兴奋迷走神经，反射性地使心率减慢，适用于心功能较差的心动过速的患者。本药须严格按照药品说明书或遵医嘱口服,不能超量,因地高辛治疗有效剂量和中毒剂量十分接近,超量服用容易引起中毒事件。服药中需注意可能引起的胃肠道反应。

(4)利血平

周围肾上腺素能阻滞药,适用于高血压伴心跳偏快的患者。口服每次 0.5～1 片,每日 2～3 次。

(5)羟嗪

有镇静作用,适用于神经衰弱或植物性神经功能紊乱等引起的心跳过快患者。口服每次 1 片,每日 3 次。剂量过大时可致嗜睡。

(6)胺碘酮

抗心律失常药,有抑制窦房结和房室结传导的作用,适用于伴有高血压、心跳过快的患者。口服每次 1 片,每日 2～3 次。密切注意心率和心电图 Q－T 间期(心电图中从 QRS 波群的起点至 T 波的终点)的变化。

(7)索他洛尔

抗心律失常药,对窦房结有抑制作用,可使心率明显减慢,适用于冠心病、高血压伴心跳过快患者。口服每次 1 片,每日 1～2 次。本药可能导致心率减慢,故有心电图 Q－T 间期延长等不良反应者慎用。

(8)中药治疗

以养心宁神为主。可选用黄芪、丹参、当归、茯神、远志、白术、大枣、炙甘草等煎服,一日 1 次。

中成药珍合灵为珍珠层粉、灵芝、甘草等组成的中成药,具有一定的镇静作用。适用于容易紧张或长期失眠伴心跳过快的患者。口服每次 3 片，一日 3 次。

28. 早搏一定需要药物治疗吗？

正常心脏的跳动是匀齐规律的，心脏在整齐跳动的过程中，突然出现一次或多次心脏的提前跳动，我们称为"早搏"，正常人和心脏有疾病的人均可发生早搏。例如，没有心脏疾病的正常人在兴奋激动、睡眠差、进食刺激性的食物、过度劳累时均可发生早搏。有早搏时，有些患者有感觉，如心慌、早跳感和随后的间歇感，有些患者可以没有任何感觉和症状，只有在检查身体时发现有早搏。

早搏是体检中很常见的心律失常之一。因此，很多受检者对早搏并不重视，但也有受检者对早搏感到恐惧，因为它毕竟与心脏关联。那么，如何面对早搏？早搏是否一定要用药？其实，对早搏应区别对待：非病理性一般无需用药，病理性早搏必须加以重视，及时到心内科就诊，因有些早搏会使生命受到威胁。

钱先生前阶段在一次例行体检中被告知有早搏，于是过几天他到一家三甲医院心内科诊治。医生询问了钱先生的工作生活状况，并经过仔细检查，认为钱先生早搏主要缘于压力太大，不需要服用药物，只要平时做到生活规律、自我减压、适当锻炼身体即可。然而，回家后听人说，早搏要服药，否则会影响心脏功能。于是，他就自行服用了老父亲的抗心律失常药。其实，钱先生这样的做法不妥当,因为并非所有的早搏患者都要服用药物。

早搏在人群中的发生率很高。如果用心电图对正常人做24小时的连续观察,可能很多人都会被记录到早搏,其中绝大多数是没有危险的,故切勿谈早搏色变。尽管早搏造成心脏不规则跳动,但并非都由严重疾病引发,偶尔出现的早搏不需要药物治疗。在临床上,医生常常把早搏分为病理性和非病理性的,大部分早搏为非病理性的,无明确器质性心脏疾病的背景,患者可与其他健康人一样从事正常的工作学习。有些早搏的患者会发现,休息时早搏增加,运动时早搏反而减少或消失了,这一点更证明了早搏无明显危害。

引起非病理性早搏的原因主要有生活习惯、精神因素和生理问题,如大量饮酒、吸烟、喝浓茶,情绪紧张、压力过大、更年期、夜间呼吸暂停综合征,甚至便秘等。非器质性早搏一般无需使用药物,而应从改变不良生活习惯、解除精神压力等方面入手,这类人群早搏有可能长期持续存在,但基本上预后良好,不会对人体产生不良影响,所以无需治疗。早搏产生的机理比较复杂,一般认为是心脏具有自律性细胞,在某种因素的作用下,自律性增加,在窦性信号到来之前发出电信号,控制心脏提前跳动。药物治疗早搏,就是抑制这些细胞的电信号,于是问题来了,所谓"杀敌一千,自损八百",在抑制异常信号的同时也会对自身正常节律产生影响,出现治疗心律失常的药物引起心律失常,医学上称为致心律失常作用,这种作用有时是致命的。除非有明确的适应症,医生一般不会给早搏患者处方抗心律失常药物。而且对于大多数早搏,即使药物治疗有效,停药后仍然会复发,部分严重的早搏可选择使用射频消融手术治疗。曾有媒体报道,美国使用抗心律失常药物导致的死亡人数大大超过其民航空难与战争死亡人数的总和,过度治疗反而易造成医源性症状、焦虑等。

病理性早搏又称为"器质性早搏",是指因某些基础性疾病影响心肌而出现的早搏,如冠心病、风湿性心脏病、二尖瓣脱垂、心肌炎、心肌病、心力衰竭、甲状腺功能亢进等疾病,还有些患者的早搏是由于体内电解质紊乱引起的,如低血钾和低血镁等。若有上述病史者,一旦出现早搏,应及时上医院诊治。

多数器质性早搏患者随运动量的增加早搏是增加的,而不是减少或消失。

应特别注意的是,对一些原本就有心脏疾病的患者,需要警

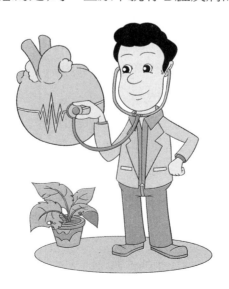

惕出现"恶性早搏",这是一种严重的病理性早搏。如不积极治疗,很容易发展为严重的"阵发性室性心动过速",甚至出现危及生命的"心室颤动"。在发作过程中偶可引起心跳骤停的危险,此种早搏则称为"恶性早搏",要引起高度重视,一旦发生,必须去医院紧急处理。

29. 常用抗心律失常药如何分类?

目前,大多数抗心律失常药物可按 Vaughn Williams 分类法①归类,这些药物通过直接或间接作用于心肌细胞离子通道或受体而发挥抗心律失常作用。根据 Williams 的分类方法,抗心律失常药物分为 4 类。

Ⅰ类药物:膜抑制剂,主要降低心肌细胞中 Na^+ 的通透性。根据对动作电位过程作用分为 A、B 和 C 类。ⅠA 类药物可以延长动作电位时程,ⅠB 类药物缩短动作电位时程,而ⅠC 类药物几乎不影响动作电位时程。

Ⅱ类药物:β受体阻滞剂,主要通过减低或者阻断交感神经对心脏的作用,降低起搏细胞自动除极斜率(4 相),延长房室结传导时间,从而降低冲动频率。

Ⅲ类药物:主要阻断钾离子跨膜转运,通过延迟复极时间延长动作电位,从而延长不应期和 Q - T 间期。

———————

① 一种药物分类方法,1984 年由 Vaughn Williams 提出。

Ⅳ类药物：为非二氢砒啶类钙离子拮抗剂，主要是拮抗细胞内流后的钙离子跨膜转运，从而降低传导速度以及延长有效不应期（ERP）。

常用抗心律失常药具体分类如下表所示。

表 1.1 常用抗心律失常药分类

	Ⅰ类	Ⅱ类	Ⅲ类	Ⅳ类
A	奎尼丁 普鲁卡因胺 丙吡胺	β受体阻滞剂	胺碘酮 索他洛尔 多菲利特 决奈达隆	维拉帕米 地尔硫卓
B	利多卡因 美西律			
C	氟卡尼 普罗帕酮			

抗心律失常药的副作用主要有两类，一类是对器官的毒性，如粒细胞减少等，一类是对心脏的副作用，包括心律失常等。目前的观点对于室性心律失常，如室性早搏在应用药物预防方面是有争议的，多数认为弊大于利，对房颤、房扑和室上速用药则利大于弊。

30. 常用抗心律失常药有哪些不良反应？

1）盐酸普罗帕酮

属ⅠC类抗心律失常药物。它既作用于心房、心室，影响心肌的兴奋性、传导性。适用于室上性和室性期前收缩、室上性和室性心动过速、伴发心动过速和心房颤动、心房扑动的预激综合征。

不良反应

（1）心血管系统：可产生心动过缓、心脏停搏、各类传导阻滞、阿-斯综合征，尤其是原有窦房结或房室结功能障碍者、本身心率偏慢者、大剂量静脉给药者较易发生；有致心律失常作用，多见于有器质性心脏病者；原有心功能不全者可能出现低血压，也可加重或诱发心力衰竭，甚至出现心源性休克。

（2）消化系统：味觉异常最为常见，也可引起口干或舌唇麻木，还可出现食欲减退、恶心、呕吐及便秘。

（3）神经或精神系统：可有头痛、头晕、眩晕、视物模糊、精神障碍、失眠、抑郁、感觉异常、手指震颤或癫痫发作等症状。减药或停药可消失。

注意事项

（1）对于慢性阻塞性肺疾病、哮喘和心衰的患者，使用普罗帕酮有使上述疾病加重的风险。

初始用药时，应复查心电图，定期复查动态心电图，心电图QRS延长大于20％或Q-T间期明显延长者应减量或停药，对于二度或三度房室传导阻滞及双束支传导阻滞的患者应禁用。

（2）普罗帕酮由肝脏代谢，肾脏排泄，首过效应明显且具有个体差异，肝肾功能不全者应减量。

（3）本药有局部麻醉作用，宜在餐后与饮料或食物同时吞服，不得嚼碎。

（4）使用时宜从小剂量开始，逐渐加量。与地高辛、华法林或其他抗心律失常药物合用时应减少两药或其他抗心律失常药物用量。

（5）新出现各种传导阻滞，原有传导阻滞加重，新的心律失常，原心律失常加重、心衰，原心衰加重、血压降低，以及其他不能耐受的不良反应出现时应考虑停药。

2）利多卡因

属ⅠB类抗心律失常药物。它对激活和失活状态的钠通道都有阻滞作用，当通道恢复至静息态时，阻滞作用迅速解除，因此利多卡因对除极化组织作用强。利多卡因的心脏毒性低，主要用于室性心律失常，如心脏手术、心导管术、急性心肌梗死或强心苷中毒所致的室性心动过速或心室纤颤。

不良反应

肝功能不良的患者静脉注射过快，可出现头昏、嗜睡或激动不安、感觉异常等神经或精神症状，剂量过大可引起心率减慢、房室传导阻滞和低血压。

注意事项

轻微的神经系统不良反应停药后即可缓解。若出现狂躁或诱发精神病，应及时与神经科会诊，一般给予安定对症治疗可逐渐消退。若发生较为严重的房室传导阻滞，停药的同时还需用阿托品、异丙肾上腺素等，必要时安装临时起搏器。

3）美托洛尔

属Ⅱ类抗心律失常药物。在临床上广泛用于心绞痛、高血压病、心律失常的治疗，还可用于治疗心肌梗死、心肌梗死后的维持治疗、甲状腺功能亢进和神经官能症等。

不良反应

可致窦性心动过缓、房室传导阻滞,并可能诱发心力衰竭和哮喘、低血压、精神压抑、记忆力减退等。长期应用对脂质代谢和糖代谢有不良影响,故高脂血症、糖尿病患者应慎用。突然停药可产生反跳现象。

注意事项

(1)每次给药前,均应先测脉搏,如速度、节律或其他方面明显异常,应暂不给药。

(2)静注时,应缓慢推注,注射期间严密监测血压。

(3)长期应用需停药时,不可擅自骤然停药,应逐渐减少,至少应经过3天,一般需2周,突然停药会增加心绞痛的发生,诱发心肌梗死,导致甲亢患者发生甲状腺危象。

(4)用药期间应定期检查血常规、血压、心功能、肝功能、肾功能。糖尿病患者应定期检查血糖。

(5)哮喘患者不宜大剂量使用,应用一般剂量时也分为3～4次服。严重支气管痉挛患者慎用。

(6)本药可能会掩盖低血糖的某种症状,故糖尿病患者应注意降血压及心率变化之外的出汗、疲劳、饥饿、注意力不集中等低血糖症状。

4)盐酸胺碘酮

属Ⅲ类抗心律失常药物。为广谱抗心律失常药,可应用于心房扑动、心房颤动、室上性心动过速和室性心动过速的治疗。

不良反应

（1）内分泌系统：甲状腺功能异常为长期服药的严重并发症，发生率为2%～4%，与本药在体内脱碘和碘的释放有关。多见于老年人。

（2）呼吸系统：开始常有非特异症状，如咳嗽、呼吸困难、发热、体重减轻等，后可能从轻度亚急性表现到快速恶化为致命性的呼吸窘迫综合征不等。

（3）心血管系统：较其他抗心律失常药少见。常见窦性心动过缓、一过性窦性停搏或窦房阻滞。静脉注射可出现低血压和心源性休克。

注意事项

（1）胺碘酮诱发的甲亢，轻者多在减量或停药后数月至1年内恢复，重者需要多种抗甲状腺药物，甚至需要进行甲状腺切除手术。诱发甲减的患者，停药后甲状腺功能仍不能恢复时应加用甲状腺素。用药期间出现的呼吸道症状应引起高度重视。

（2）对疑有肺毒性者，即使及时停药，肺毒性仍可持续数周或数月，早期轻度肺毒性停药后可逆转，可采用糖皮质激素治疗。

（3）出现窦性心动过缓伴逸搏心律，二度房室传导阻滞者，应及时停药。如情况严重或停药数天后仍未见缓解，则须按具体情况给予相应的处理，同时应注意排除电解质紊乱或合并用药的不良反应。

（4）胺碘酮过量所致的严重缓慢型心律失常或尖端扭转性室性心动过速，尤其是伴有血液动力学障碍的患者，异丙肾上腺素应作为一线治疗药物使用。

5）维拉帕米

属Ⅳ类抗心律失常药物。它对冠状动脉有舒张作用,可增加冠脉流量,改善心肌供氧,此外,它尚有抑制血小板聚集作用。

不良反应

(1)心血管:使心动过缓(50 次/分以下),偶尔发展成为Ⅱ或Ⅲ度房室传导阻滞及心脏停搏;可能使预激或 LGL 综合征伴心房颤动或心房扑动者旁路传导加速,以致心率增快、心力衰竭、低血压、下肢水肿。

(2)神经系统:会头晕或眩晕,偶可致肢冷痛、麻木及烧灼感。

(3)可发生恶心、轻度头痛及关节痛、皮肤瘙痒及荨麻疹。

(4)可致血催乳激素浓度增高或溢乳。

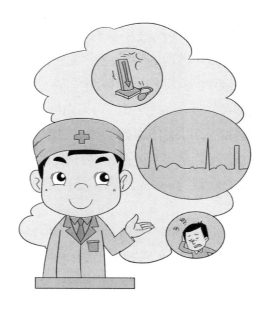

注意事项

（1）一般反应可以减量或停用。

（2）严重不良反应须紧急治疗,心动过缓、传导阻滞或心脏停搏可静脉给阿托品、异丙肾上腺素、去甲肾上腺素或人工心脏起搏器。

（3）心动过速发生在预激或 LGL 综合征者可以直流电转复心律,静脉注利多卡因或普鲁卡因胺。

（4）低血压可以静脉注异丙肾上腺素。

31. 治疗心律失常的中成药有哪些?

治疗心律失常的中成药有稳心颗粒、振源胶囊、益心舒胶囊、心元胶囊、黄杨宁片、宁心宝胶囊、心宝丸等。市场上中成药种类繁多,患者应当根据自己的症状在专科医生的辨证诊治下选择药物,切莫自行服药。

32. 阵发性室上性心动过速患者如何用药?

阵发性室上性心动过速是一个比较模糊的概念,一般指室上性的频率大于 160 次/分,是房室(或房室交界)折返性心动过速、房性心动过速的统称,是指连续出现 3 次以上起源异常的心搏所组成的异常性心律,见于无器质性心脏病的年轻人或有风湿性心脏病、冠心病、心肌病及甲亢患者,其特征是心动过速突发突止,轻者感到心慌胸闷,重者因血流动力学障碍而出现头昏,甚至丧失意识。

多数阵发性室上性心动过速患者无明显血流动力学障碍,日常应用的各类抗心律失常药物均可选用,具体选药取决于临床医生对该药的熟悉程度。抗心律失常药物一般都有毒副作用,一定要在医生指导下使用。

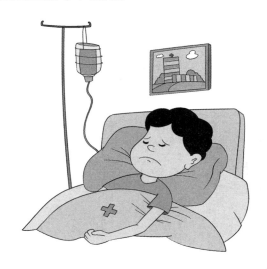

33. 房颤患者为什么要抗凝治疗?

房颤,即心房颤动,是最常见的心律失常之一。临床上根据房颤的发作特点,将房颤分为:阵发性心房颤动(心房颤动发生时间短,常小于 24 小时,可自行转复为窦性心律);持续性心房颤动(心房颤动发生时间大于 2 天,多需电转复或药物转复);永久性心房颤动(不可能转为窦性心律)。

据统计,在西方国家,60 岁以上人群中房颤的患病率在 4% 左右,而 80 岁以上人群中为 10%,而且发病率逐年增长。我国统计数据与之相近,目前我国房颤人数约有 800 万人。

房颤可以使窦房结的控制功能失效,由心房的某一个部分发放生物电信号,它又快又不规则,导致心房的有效收缩停止,引起心室发生快而不规则的跳动,可达 100～150 次/分,更快的还可高达 200 次/分以上,而且这时的心率与脉率也不一致。房颤的主要症状有心悸、眩晕、晕厥、气急等,也有一些患者没有任何症状。但是,房颤时心房原有的节律消失了,不能规律收缩,从而影响心功能。更为可怕的是,房颤容易导致心房内产生血栓,血栓一旦脱落便会引起外周动脉的急性栓塞,栓塞到脑子就会引起脑卒中。

房颤导致的脑卒中后果可以用"三高"概括:致死率高、致残率高、复发率高。相关研究显示,房颤引发的脑卒中 30 天内的死亡率可达 25%,一年内死亡率则高达 50%;脑卒中急性期致残率高达 73%;中风后第一年累计复发率高达 6.9%。所以,不论是医生还是房颤患者,一定要有预防脑卒中的意识,最大限度减少脑卒中发生的风险以及可能带来的伤害。

患者如果感觉到心慌、胸闷时,可以自测脉搏,如果脉搏不整齐,持续时间较长,这时房颤的可能性就比较大。房颤的诊断依赖靠心电图,但除了心电图还需要检查胸片、经食道心房超声等。心电图是最简单、廉价和快速的检查,但是心电图检查短则几秒,长则十几秒,所以最好在房颤发作时检测才能获得有用的信息,从而为房颤诊断提供明确的依据。

房颤的治疗分两个方面,一是脑卒中的预防治疗,二是心律的治疗。预防房颤导致脑卒中需要抗凝治疗,以防止左心耳和左心房内的血栓形成,还可以对左心耳进行封堵治疗,防止左心耳内血栓进入动脉系统,避免抗凝药物带来的毒副作用,药物主要是传统的双香豆素类的抗凝药物以及新型的抗凝药物。心律治疗中恢复窦性心律,可以进行药物治疗、电复律、导管射频消融术,也有采用外科迷宫手术进行治疗。恢复窦性心律治疗复发率高,可使用药物控制心率,消除患者心悸症状。

那么是不是所有的房颤患者都需要服用抗凝药物呢? 这要看患者的具体情况,如果是瓣膜病导致的房颤,如风湿性心脏病、二尖瓣狭窄合并房颤,一定要抗凝,因为瓣膜病房颤是脑卒中极高危人群,可极大增加卒中风险;另外一种情况是非瓣膜病性房颤,应由医生根据脑卒中危险因素的多少来决定是否需要服用抗凝药物。

34. 房颤患者如何选择抗凝药物?

张先生被查出患有房颤,因为家族史的缘故,他对抗凝药物的使用有所了解,认为使用阿司匹林进行抗凝治疗就可以了,使用父亲配的药而不必去医院。其实,张先生的这种想法是错误的。

尽管阿司匹林是一种抗血小板治疗的常用药物,但其药理作用是抗动脉血栓,可用来预防高血压、冠心病所导致的血管硬化、动脉血栓。房颤发作导致的血栓主要在左心耳、左心房或静脉内,由血液滞留淤积而形成,因此抗血小板治疗并没有太大效果,临床上常用的房颤抗凝口服药物是华法林。

经临床研究证实,规范有效的华法林治疗,可使血栓形成的危险降低 62%,而阿司匹林只能降低 36%,功效相差悬殊。临床试验结果也证明,华法林对于房颤导致的血栓的预防作用明显优于阿司匹林。

当然,华法林也有其局限性,如个体差异大、治疗窗口窄、受食物和药物影响大、必须反复观察血凝指标等。随着医药科技水平的不断提高,新型抗凝药物已经开始用于临床。这些新型抗凝药个体差异小、受食物和药物影响小、不需观察血凝指标等,有望取代或部分取代华法林。

那么有人说,房颤患者在服用抗凝药物的同时再加服阿司匹林,抗凝作用是否更好? 这种叠加效应会导致另一种风险,就是诱发出血,导致出血性脑卒中。

2011 美国心脏学会房颤指南对房颤血栓风险的危险因素进行分类评分,指出了发生血栓的危险因素。

高危因素:卒中史/短暂性脑缺血发作/栓塞,二尖瓣狭窄,有人工瓣膜。

中危因素:年龄大于等于 75 岁,高血压,心力衰竭,糖尿病。

低危因素:女性,65~74 岁,冠心病,甲亢。

根据不同患者合并的危险因素进行积分计算。

有合并任何一种脑卒中高危因素,或者有两种或两种以上中度脑卒中危险因素的房颤患者,应选择华法林进行抗凝治疗。

有一个中度危险因素,或者有一种或一种以上未证实的危险因素的患者,可以选择阿司匹林或华法林,建议使用华法林。

对于没有脑卒中危险因素的房颤患者,推荐使用阿司匹林来预防脑卒中。

35. 服用华法林需要注意哪些事项?

有的患者认为,既然房颤导致的血栓使用华法林效果好,只要每天服用一片就可以了。这种想法不但不正确,甚至是很危险的。李老太患有房颤,医生建议她服用华法林,并定期去医院检测凝血酶原时间,根据情况调整剂量。但是,李老太觉得检测麻烦,没遵医嘱,尽管服用了华法林抗凝,结果还是发生了脑卒中。经过了解,原来李老太是个"素食主义"者,而问题就在于素食中的维生素 K 食物。

医生说,华法林是维生素 K 拮抗剂,应严禁摄入含有维生素 K 的食物,以免影响该药的效果。许多绿色蔬菜包括菠菜、卷心菜、芦笋、西芹、芥蓝、豌豆等富含维生素 K,就是因为李老太经常食用上述蔬菜,减弱了华法林的抗凝效果。

除身体状况、合并用药变化可导致抗凝效应出现意外波动外,长期服用华法林的患者饮食变化也会影响华法林的疗效,因此服用华法林的房颤患者应定期接受验血监测。

开始服用华法林期间,需每周检测凝血酶原时间 1~3

次,并根据检测结果调整用药剂量,待 INR(国际标准化比值,是从凝血酶原时间和测定试剂的国际敏感指数推算出来的)维持在 2.0～3.0 后,可逐步减少检测次数,并将检测间隔逐渐延长至 3 天、1 周、2 周,甚至 4～8 周。如使用华法林期间出现药物累积过量或不足的情况时,应随时对用药量进行微调。

有些老年患者容易忘记服用药品,那么,忘记服用华法林怎么办?

忘记服药之后 4 小时内请及时补上,超过 4 小时请勿补服,第二天继续正常服用,不能因为忘记服药而在第二天加倍用药。如果连续两次没有服药,请及时与医生或临床药师联系。

那么,服用华法林能否更换其他规格或厂家的药品?

患者请不要自行更换,如果要更换,应该先与医生或药师联系,以便根据情况确定是否需要调整药物剂量。

另外,华法林与其他药物合用时,应注意其增强作用或减弱作用。

(1) 增强药效的药物

① 有些药物与血浆蛋白的亲和力比华法林强,使游离的华法林增多,抗凝作用增强。

该类药物有:阿司匹林、保泰松、甲灭酸、氯贝丁酯、磺胺类药、丙磺舒等。

② 药物通过抑制肝脏微粒体酶,使华法林的代谢降低而增效。该类药物有:氯霉素、别嘌呤醇、甲硝唑、西咪替丁、单胺氧化酶抑制药。

③ 减少维生素 K 吸收和影响凝血酶原合成也可增强华法林药效。该类药物有：阿奇霉素、红霉素、克拉霉素、强力霉素、头孢类、萘啶酸、环丙沙星、诺氟沙星、氧氟沙星等。

④ 促使华法林与受体结合。

该类药物有：奎尼丁、左旋甲状腺素、苯乙双胍等。

⑤ 干扰血小板功能,使华法林抗凝作用更明显。

该类药物有：水杨酸类、扑热息痛、氯丙嗪、苯海拉明等。

⑥ 具有溶栓或抗凝作用的药物。

该类药物有：链激酶、尿激酶、肝素等。

（2）减弱药效的药物

① 抑制华法林的吸收。

该类药物有：抑酸药、导泻药、灰黄霉素等。

② 增加肝内微粒体酶的合成。

该类药物有：安替比林、卡马西平、巴比妥、戊巴比妥、苯巴比妥、异戊巴比妥、异丁巴比妥、利福平等。

③ 促进凝血因子 II、VII、IX、X 的合成。

该类药物有：口服避孕药、雌激素、维生素 K 等。

华法林的治疗窗很窄,任何对抗凝作用能产生轻微影响的因素均可能导致严重后果。因此,将华法林与其他药物(降压药等)合用的过程中不要轻易更改治疗方案。因治疗需要加用其他药物时,应随时监测凝血酶原时间和(或)INR。

应特别注意的是,在服用华法林期间,应避免服用活血化淤类中药。

36. 服用他汀类药物应注意哪些不良反应？

他汀类药物治疗可降低动脉粥样硬化性心血管疾病或高风险患者主要的心血管不良事件的发生率。但是，服用他汀类药物时应注意可能的副作用。

（1）横纹肌溶解症

横纹肌溶解症是他汀类药物严重、罕见的不良反应。在随机对照临床试验中，他汀类所致肌病的发生率为 1.5%～5%，他汀类诱发横纹肌溶解症的概率约为 0.04%～0.2%，每 100 万处方中的死亡率为 0.15%。国外报道认为，氯吡格雷与他汀类（阿托伐他汀、洛伐他汀、辛伐他汀）合用时，可增加横纹肌溶解症发生的风险。

欧洲动脉粥样硬化学会强调，在各种糖尿病及其相关疾病的治疗中，他汀类药物是引起肌肉损伤最大的诱因，包括肌肉症状、肌炎和横纹肌溶解。欧洲动脉粥样硬化学会发布了"他汀相关的肌肉症状（SAMS）：他汀治疗影响评估、病因及管理的共识声明"（以下简称声明）。其中，专家组提出将所有肌肉相关症状（如疼痛、无力或痉挛）合在一起命名为"肌肉症状"。"声明"指出，增加他汀相关的肌肉症状发生风险的因素有：大剂量他汀、年龄大于 75 岁、女性、体重指数较低、亚洲人、急性感染、甲状腺功能减退、慢性肾脏病、外伤、糖尿病、维生素 D 缺乏、重大手术、高水平体育活动、酒精、肌肉骨骼疾病史以及感染性或遗传性神经肌肉疾病史。药物动力学影响因素有：药物相互作用,包括二甲苯氧庚酸(吉非罗齐、贝特类调脂药)、大环内酯类(红霉素、罗红霉素等)、三唑类抗真菌药、环孢霉素、CYP450 抑制剂(环丙沙星、西咪替丁等)以及复方药物(维生素、矿物质和草药)。

（2）肝酶异常

美国食品药品管理局官方网站曾在 2012 年发布信息,建议删除他汀类药物原有说明中关于"服用他汀类药物的患者需常规定期监测肝酶"的规定,推荐在服用他汀类药物前进行肝酶检测,此后只有当临床需要时才检测肝酶。

美国食品药品管理局专家解释,进行此种修改的理由是他汀类药物所致的严重肝损害罕有发生,且是不可预测的,因此常规监测肝酶似乎不能发现或预防严重肝损害。同时专家认为,虽然他汀类药物有肝酶异常的副反应,但是肝功能异常并不是他汀使用的禁忌证。

（3）出血性卒中风险

他汀类药物治疗与出血性卒中风险增加有关,但降低了首次或复发性卒中的总体风险,而且并不会增加卒中患者的死亡率。

过去曾有一种观点,认为他汀类药物会导致血糖异常,增加新发糖尿病,但是美国糖尿病学会(ADA)发布的 2015 糖尿病诊疗标准[Diabetes Care 2015, 38(Suppl. 1)：S1－87]对糖尿病患者他汀类药物的使用推荐进行了大幅修订,推荐 40 岁以上的糖尿病患者使用他汀治疗,同时对于 40 岁以下糖尿病患者,如果合并危险因素(高血压、吸烟、超重等),也推荐使用他汀类药物。

那么,既然他汀类药物有一些不良反应,是否就意味着不能使用了呢? 我们不能因噎废食,任何药品都有不良反应,使用还是放弃主要看药品疗效与风险之比的大小。总体来说,他汀类药物的治疗减少心血管事件的益处超过了不良事件的风险,这些不良事件的风险绝大多数是可逆的。但是,每一位医生或药师都应认识到,对待任何药物,除观察其有利一面外还要密切注意其不良反应。

需要注意的是,有些患者由于惧怕不良反应而放弃使用他汀类药物,导致心血管意外事件的发生,加大死亡风险。但这些患者并不完全知道,对于确诊动脉粥样硬化性心血管病的患者,他汀治疗是减少缺血性心脏事件、降低死亡率、改善远期预后的关键措施。迄今为止,任何其他种类的降脂药均不能取代他汀的地位。因此,不要轻易认定患者不能耐受他汀,更不要轻易放弃他汀治疗的机会。

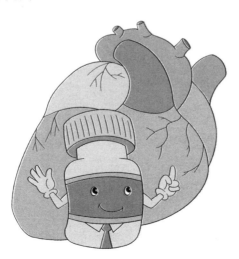

37. 如何应对他汀类药物引起的肌肉症状？

他汀相关的肌肉症状通常呈对称性且多发于肢体近端，一般受影响大的肌群有大腿、臀部、小腿和背部肌肉。症状通常发生在治疗早期（开始服用他汀类药物后的 4～6 周），也可能在再次用药的早期或数年后发生，多见于体力活动时。比较严重的肌肉症状甚至会影响到日常的生活，如有的患者连手都抬不起来，拿东西、洗脸、梳头等简单活动都难以完成。

如果服用他汀类药物后出现肌肉酸痛或无力等肌肉症状，应排除剧烈运动、肌肉创伤、低钾、重症肌无力等其他病因，在证实肌肉不适症状确实是由他汀治疗引起之后，检查肌酸激酶（CK）的水平，再决定是否需要停药。但是，甲状腺功能异常也会使体内 CK 水平异常升高，因此需检查甲状腺功能以排除甲状腺引起的 CK 水平升高。在排除上述因素后，出现肌肉不适症状，如果 CK 水平处于 4～5 倍正常值上限（ULN），此时还不需要停药，但需密切关注肌肉不适症状和监测 CK 水平，一旦 CK 水平高于 10 倍 ULN，需立即停药。

对停止服用他汀类药物后的血脂异常，可在肌肉不适症状消失或 CK 值恢复正常后，在医生的指导下，恢复他汀使用，从小剂量开始或使用其他引起较少肌肉不适症状的他汀。对于仍然无法耐受他汀的患者，最后只能选择其他种类的调脂药物，如胆酸螯合剂或烟酸等，但是这些药物的调脂效果远远不如他汀类药物,所以在不引起肌肉损伤的情况下尽量应用他汀类药物。

对服用他汀类药物引起的肌肉不适症状不能忽视。肌炎没有得到治疗,继续发展,则会引起横纹肌溶解。横纹肌溶解症的主要危害是肌肉中的肌红蛋白融入血液阻塞肾小管而导致肾衰竭。25％的横纹肌溶解症可引起急性肾功能衰竭,不及时诊治会危及生命。但不能因为他汀可能带来的副作用而就此远离他汀,因为任何药物都存在副作用,使用药物主要考量其获益与风险之比。糖尿病患者是心血管疾病的高危人群,使用他汀治疗的获益会大于可能出现的肌肉不适症状风险。所以,对于血脂异常的糖尿病患者,服用他汀类药物降血脂预防心血管疾病尤其重要。因此,糖尿病患者不能违背医嘱擅自停用他汀类药物,但也要注意可能带来的肌肉不适症状,时刻关注自己身体的变化,在出现问题后及时向医生反映,把药物的副作用降到最低。

医生给患者应用他汀类药之前及随诊期间,应仔细询问患者:服药后是否有肌肉疼痛、触痛及肌张力的改变,并注意监测患者的 CK 及其同工酶(CKMM)水平,如发现 CK 高于正常值10 倍(正常值为 20～200),要及时停用任何他汀类药物。

38. 服用心得安就一定会"心安"吗?

心得安,为普萘洛尔的别称,顾名思义与心脏疾病有关,服用后可以"心安"。心得安是一种 β 受体阻滞药,可治疗心律失常、心绞痛、高血压,亦可用于甲状腺功能亢进症,能迅速控制心动过速、震颤、体温升高等症状。

但是,心得安也有明显的毒副作用,若服用不当会产生一些意想不到的危险。

一是加剧心功能损害。心绞痛或局部缺血性心脏疾病患者,服用心得安过程中突然停药,可引起心绞痛严重发作、室性心动过速、严重心肌梗死或突然死亡。故欲停药时,应在两周内逐渐减量,剂量过大可出现房室传导阻滞、心搏停止、心动过缓、低血压及支气管痉挛。心脏功能严重损害的患者可能发生心力衰竭,原有房室传导阻滞的患者可引起心搏停止。

二是导致低血糖。心得安与降糖药同用,可加重低血糖反应,而且心得安能掩盖急性低血糖症状,危险更大。因此,老年人使用心得安应慎重。如必须使用,宜从小剂量开始,找准有效剂量,并严格掌握适应证和禁忌证。

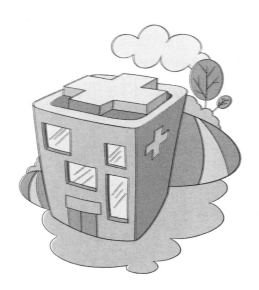

三是慢性肾功能衰竭者可能引发病情恶化。

四是哮喘或慢性支气管炎患者可能出现支气管痉挛及哮喘发作。

由于老年人大多肝、肾功能衰退，糖尿病、心脏疾病、支气管炎、哮喘的发病率较高，在使用心得安时应谨慎，需在医生指导下进行，以免"雪上加霜"。如必须应用，宜从小剂量开始，并严格掌握适应证和禁忌证。

39. 地高辛服用不当会有什么风险？

地高辛是一种中速强心药，口服后开始起效的时间比洋地黄快，进入体内后排泄时间也比较快，蓄积性较小，作用维持时间也短，适用于急性心衰已得到控制，但还需要口服维持量药物的患者。然而，地高辛在医生眼里好比是"手术刀"，因为服用地高辛稍有不慎就会带来危险。地高辛治疗量和中毒量很接近，个体差异较大，血药安全范围狭窄，容易发生药物中毒危险，是临床医生最难掌握的药物之一。其中毒量是治疗量的 60％，而中毒剂量是最小致死量的 40％ 左右。因此，居家服用地高辛更应该严格遵医嘱进行。

可是，我国市民普遍存在服用药物"自说自话"的现象，原因在于久病成"医"，或者是急于求成，因此往往擅自改变服用药物的剂量。前不久，刘老伯服用地高辛时擅自加大服用剂量，差点遭受"灭顶之灾"。患有心力衰竭的刘老伯平时根据医生嘱咐每日服用一次半片地高辛,可能是老人嫌病情好转得慢,前几天瞒着家人擅自加大剂量和服药次数,结果出现头痛、乏力、视力模糊、失眠、谵妄等症状,继而心律失常。家人下班回家见状马上把刘老伯送进医院,医生经过检查,发现刘老伯室性心动过速症状严重,马上进行抢救,总算转危为安。待刘老伯病情稳定后,医生仔细询问了情况,方知刘老伯超量服用地高辛而产生了危象。

医生说,地高辛的服用一定要根据病情严格按照医生的要求进行,不能擅自加大剂量或者增加服药次数,因为地高辛治疗量和中毒量很接近,是把"双刃剑",用得不好容易产生问题甚至危及生命。地高辛中毒表现一般有胃肠道反应、神经系统反应和心脏毒性三个方面。胃肠道反应为厌食、恶心、呕吐、腹痛,少数患者可出现腹泻。神经系统反应为眩晕、头痛、乏力、视力模糊、失眠、谵妄等症状。心脏毒性是地高辛最主要也是最危险的毒性反应,过量的地高辛可提高心肌特别是心室肌异位节律点的自律性,过度抑制房室传导,出现多种类型的心律失常,其中,早搏特别是室性早搏最常见,严重者可发展为室性心动过速甚至心室纤颤而死亡。

一旦发生地高辛中毒,应马上停药。若中毒反应较轻,停药后大多症状能自行消失,若中毒症状较严重,应及时去医院治疗,以免发生意外。

此外,地高辛不宜与钙类制剂合用,过高的血钙水平可能增加地高辛药物的毒性反应,引起心律失常。

骨质疏松患者如果并未确诊,仅是常规补钙,可以暂停服用钙剂,改用食疗补钙,比如多进食牛奶、豆制品等。如果骨质疏松非常严重,严重到必须补钙的地步,则应在严密监测下使用钙剂,最好定期监测血钙水平和洋地黄的不良反应。

除对洋地黄类药物过敏、洋地黄中毒患者外,室性心动过速、预激综合征伴室上性心动过速、快速心房颤动或扑动、肥厚性梗阻型心肌病、高度房室传导阻滞、窦性心动过缓、单纯性中度二尖瓣狭窄伴窦性心律的患者应慎重使用地高辛。

40. 地高辛为什么慎与中药同服?

李先生患有慢性心功能不全疾病,遵照医生嘱咐,服用地高辛治疗,效果理想。但是,李先生最近却出现阵发性心动过速,还伴有心室颤动。检查发现,李先生是由于洋地黄中毒所致心律失常。

医生询问李先生服药情况后,得知他没有擅自超量服用地高辛。那么,问题在于何处呢? 医生再次询问,方知"罪魁祸首"是六神丸。原来,最近几天李先生咽喉肿痛,服用了家中小药箱里储存的六神丸。六神丸主要由牛黄、麝香、蟾酥、雄黄、冰片、珍珠六味功效卓著的珍贵药物组成,具有清热解毒、消肿止痛、敛疮生肌的功效,适用于咽喉肿痛、溃疡糜烂、口舌生疮等症,易用、高效、速效,因此成为人们的常用药品。但是,服用六神丸者未必知道,该药与地高辛同时服用,容易造成洋地黄中毒。

六神丸所含的蟾酥为癞蛤蟆耳后腺分泌和浆液经加工干燥

后制成的具有一定毒性的中药,蟾酥有消促、止痛及解毒除秽的功能。可是蟾酥的水解产物为蟾毒配基,蟾毒配基的基本结构与强心苷相似,与地高辛等强心苷药物合用时,会增强毒性作用,发生洋地黄中毒,引起窦性心动过缓、束支传导阻滞、房室传导阻滞、室性早搏、阵发性心动过速,最严重时可发展为心室颤动。

另外,地高辛也不宜与某些中药同时服用。如地高辛与人参联用,相互增强作用,易发生地高辛中毒反应,地高辛与刺五加联用也可升高地高辛的血药浓度,使地高辛的作用与毒副作用均增强。

41. 先天性心脏病术后用药持续多长时间?

先天性心脏病属于先天性心血管畸形,除少数可以自愈外,一般需要积极诊治。介入或外科手术是主要的治疗方法,有助于保护心脏功能,避免不良后果的发生。

但是,有的患者或者家属听到手术两个字就害怕,尤其是人体重要器官的心脏手术,更是闻之色变。实际上不用过多担心,不要拒绝医生手术建议。因为如今先天性心脏病的治疗技术已日趋成熟,多数先天性心脏病都可通过微创介入或外科手术治疗,疗效确切,术后往往能恢复到和健康人一样。及时检查,了解先天性心脏病的类型和严重程度,把握最佳治疗时间,手术后恢复良好,可以重新投入正常生活。

　　然而,有的患者有这样的疑问:先天性心脏病手术后是否要服用药物? 对这个问题,医生作了如下回答。先天性心脏病手术后用药持续时间,要根据患者的具体病情而定。病情简单的患者手术后无需服用药物,心脏功能较差的患者则可能需要继续服用药物 3～5 个月。如果患者手术前存在心力衰竭、肺动脉高压的,心脏功能不佳,术后可能需要继续服用强心、利尿、扩血管等药物。如有感染、消化不良等情况,考虑对症服用抗炎、改善胃动力的药物。在服药期间,应严格按照医嘱,不能自行停药,也不能自行减少剂量。如果长期服用利尿药,要注意定期就医检查电解质。

　　具体药物治疗方案要由专业医生制定。

42. 风湿性心脏病术后如何用药?

　　风湿性心脏病治疗方法是手术治疗,包括微创手术治疗和外科手术治疗。风湿性心脏病患者手术治疗存在最佳手术时机。提前手术,等于提前冒手术风险,丧失最佳手术时机,手术后效果不佳。随着心肌保护技术和心脏手术技术的进步,目前风湿性心脏瓣膜病治疗效果稳步增强,大部分风湿性心脏病二尖瓣狭窄可以通过微创经导管球囊扩张术达到满意的治疗效果,外科手术成功率也达到了 98％,长期生存率较高,主要包括瓣膜成形术和瓣膜置换术。

　　风湿性心脏病患者术后早期需要按时服用一些药物,主要是抗凝药、强心利尿药等。置换生物瓣膜需要在术后半年服用阿司匹林进行低强度抗凝治疗,置换机械瓣膜则需要终身服用抗凝药物。

换瓣膜患者服用抗凝药物易出现抗凝不足或抗凝过量,因此必须严密观察患者的临床症状。若抗凝不足,则会出现血栓栓塞的症状,如瓣膜改变、心衰,血栓脱落致脑血管栓塞,出现神志不清、偏瘫等,血栓脱落致肢体动脉栓塞,出现肢体疼痛、麻木等。若抗凝过量则会出现出血倾向,如鼻衄、牙龈出血、尿血,腹内出血表现为腹痛,颅内出血表现为昏迷等。如有出血应减量或暂停用药,并立即与医院联系。

在服用抗凝药物过程中,患者应在医生的帮助下学会自己调整剂量。

43. 高血压性心脏病用药应注意哪些原则?

高血压性心脏病顾名思义即高血压是心脏疾病发生和发展的最重要因素,因此积极治疗高血压是根本的一环。对于高血压患者来说,在高血压性心脏病没有出现之前,就要有效控制血压,以免长期持续高血压而累及心脏。

对原发性高血压病应根据分级治疗的原则,选用合适的降压药和其他非药物治疗措施,使血压控制在较适宜的水平,避免增加心脏负担的因素,以防发生心力衰竭。

对继发性高血压要针对引起血压升高的原发病灶进行治

疗。同时采取降压措施,使血压控制在正常范围内,防止和延缓心脏疾病发生。

对已发生高血压性心脏病而心脏功能处于代偿期的患者,要避免增加心脏负担的因素,如体力劳动、高盐饮食、上呼吸道感染、烟酒及精神刺激等。心功能衰竭期的治疗强调降低后负荷,即扩血管药物尤其是动脉扩张剂的使用,适当配合洋地黄类正性肌力药及利尿剂。

44. 冠心病的常用药物有哪些?

冠心病药物治疗的最终目的是消除冠心病的病因,冠心病的病因主要是动脉粥样硬化。治疗冠心病的主要目的就是软化、扩张冠状动脉,消除斑块炎症,稳定斑块。

冠心病的药物主要有以下几种。

(1) 降脂药

他汀类药(辛伐他汀、普伐他汀、阿托伐他汀)治疗目前已成为冠心病二级预防的基础治疗,既可发挥降低血脂、稳定斑块的作用,又可以改善血管内皮细胞功能、抗血管内炎症、预防心肌梗死。

(2) 抗血小板制剂

血小板是冠脉内血栓形成的“元凶”,阿司匹林是目前二级预防效果最佳的抗血小板制剂。小剂量阿司匹林可降低慢性稳定性心绞痛患者心肌梗死和心血管性死亡危险,对胃肠道副作用小,价廉易得,无禁忌证的患者均应服用。对阿司匹林过敏或不能应用者,氯吡格雷可作为替代剂。

（3）β受体阻滞剂

可使心脏性猝死发生的危险性降低 30%～50%,大大增加了冠心病患者的保险系数,只要无禁忌证,β受体阻滞剂应作为稳定性心绞痛的初始治疗药物。药物剂量以能使静息心率维持在 50～60 次/分的靶目标水平为益。

（4）血管紧张素转换酶抑制剂（ACEⅠ）

对急性心梗的左室重构、充血性心力衰竭有确切预防效果,ACEⅠ可帮助减少斑块和血栓形成、稳定斑块、延缓动脉粥样硬化进程,在高血压、心力衰竭、心肌梗死、糖尿病等患者中降低心血管事件的疗效已经大量临床试验所证实。ACEⅠ治疗能显著降低无心衰及左心功能不全患者总死亡率。

（5）钙拮抗剂

对心绞痛治疗效果卓著,在二级预防方面,长效钙通道阻滞剂(硝苯地平控释片)因疗效可持续 24 小时而经常优于长效硝酸酯,对伴有高血压的慢性冠心病患者,硝苯地平控释片有显著的治疗效益,能使主要效益终点事件(包括全因死亡、心肌梗死、顽固性心绞痛、新发生的心力衰竭、致残性脑卒中及外周血管重建治疗)的发生率降低 13%。特别适用于那些伴有靶器官损害的患者,如冠状动脉疾病的高血压患者,有一箭双雕的效益。它还能预防心力衰竭。

（6）硝酸酯类药物

常用的为硝酸异山梨酯(消心痛)和 5-单硝酸异山梨酯,有较可靠的防治心绞痛、改善心肌缺血的作用。长期服用易产生耐药性。硝酸异山梨酯作用的持续时间为 4～5 小时,故以每日 3～4 次口服为妥,对劳力型心绞痛患者应集中在白天给药。5-单硝酸异山梨酯可每日 2 次给药。对于白天和夜间或清晨均有心绞痛发作者,硝酸异山梨酯可每 6 小时给药 1 次,但宜短期治疗以避免耐药性。

（7）备用急救药物

如硝酸甘油、速效救心丸等,一旦冠心病急性发作,应立即舌下含服。

冠心病患者具体情况不同,药物治疗方案因人而异,自己很难准确把握。所以请在医生指导下正规治疗,不要自行购买广告推广的药物。很多广告夸大其词,所推销的药物疗效不确切,不仅浪费钱,甚至会耽误病情。

45. 冠心病患者该选哪一类中成药?

冠心病属中医"胸痹""真心痛"的范畴,是一种本虚标实的症候,其形成多与血瘀有关。血瘀的形成与脏腑功能、阴阳寒热失调、七情内伤以及气血失常有关。中医临证一般分为寒凝心脉、心血瘀阻、痰阻心脉、气滞血瘀、气虚血瘀、心阴亏损、心阳虚衰、气阴两虚等型,治疗以活血化瘀、芳香温通为主,根据造成血瘀的原因,配合其他治疗方法。

如何利用中成药减轻冠心病对人类健康的危害,提高冠心病患者的生活质量,成为众多医学专家、药学专家和冠心病患者共同关注的焦点。

治疗冠心病的中成药有很多种,大致可分为活血化瘀药和芳香温通药两种常用类型。

(1)冠心苏合丸,由苏合香、冰片、乳香、檀香、青木香五味中药组成,有祛寒活血、宣痹通阳作用,用于寒凝心脉所致的胸痹,与化痰药合用可用于痰阻心脉之胸痹。有改善微循环、增加冠状窦血流量、提高耐缺氧能力、减慢心率等作用。久服有伤阴破气的副作用,故不宜久服。药多性味辛温,阴虚火旺、热闭和脱证者及孕妇不宜应用。因其中所含的冰片、苏合香对胃及食道黏膜有较强的刺激作用,则胃病患者不宜服。

(2)麝香保心丸,由人参、麝香、冰片、肉桂、蟾酥、苏合香脂及牛黄组成,可芳香温通、益气强心,用于气血不足、心脉瘀阻之胸痹。药理学研究证明该药可促进治疗性血管新生、保护血管内皮、阻遏动脉粥样硬化、抑制动脉壁炎症、稳定已经形成的粥样斑块。孕妇和阴虚火旺者禁用。

(3)复方丹参滴丸,由丹参、三七、冰片组成,有活血化瘀、理气止痛的作用,用于气滞血瘀型胸痹。药理学研究提示该药具有扩张冠脉、增加心肌血氧供应、抑制血小板聚集及血栓形成、改善血管内皮功能、降低血液黏稠度、调节血脂、防止动脉粥样硬化等作用。孕妇和妇女经期慎用。有胃肠不适反应的报道。

(4)速效救心丸,由川芎、冰片组成,具有行气活血、祛瘀止痛的作用,用于气滞血瘀型胸痹。药理学研究提示速效救心丸有扩张冠状动脉、舒张血管平滑肌、抗心肌缺血、保护心肌细胞、抑制动脉粥样硬化、降低血黏度和解痉镇痛的作用。有报道称速效救心丸有一定的降压效果,低血压患者慎用。

(5)心可舒片,由丹参、葛根、三七、木香、山楂组成,具有活血化瘀、行气止痛作用,用于气滞血瘀型胸痹。有改善心脏微循环、扩张冠脉、改善心肌灌注、减轻炎症反应、改善易损斑块的内皮功能等作用。孕妇慎用。

(6)地奥心血康,由黄山药、穿龙薯蓣根茎的提取物组成,具有活血化瘀、行气止痛作用,用于心血瘀阻型胸痹。药理学研究证明该药可改善心肌缺血、增加冠状动脉血流量、降低血脂、改善血液流变学。个别患者有过敏性药疹、肝损害、血尿等副作用。

(7)参芍片(胶囊),由白芍、人参茎叶皂甙组成,具有活血化瘀、益气止痛之功效,用于气虚血瘀型胸痹。药理学研究表明该药能解除冠状动脉痉挛、提高抗缺氧耐力、降低血液黏度,并有一定的调脂作用。阴虚内热者不宜使用,孕妇和妇女经期慎用。

(8)通心络胶囊,由人参、水蛭、全蝎、檀香、土鳖虫、蜈蚣、蝉蜕、降香、赤芍、酸枣仁、乳香、冰片组成,具有益气活血、通络止痛功效,用于气虚血瘀型胸痹。药理学研究表明该药可明显改善急性心肌缺血程度、缩小心肌梗死范围、增加冠脉血流量、改善心肌供血供氧。出血性疾患、孕妇和妇女经期及阴虚火旺者禁用。

(9)血府逐瘀口服液(胶囊),由桃仁、红花、当归、川芎、地黄、赤芍、牛膝、柴胡、枳壳、桔梗、甘草组成,具有活血祛瘀、行气止痛之功效,用于心血瘀阻型胸痹。该药具有延长凝血时间、降低全血黏度和血浆黏度、扩张毛细血管、改善微循环、抑制血管平滑肌细胞增殖、防治经皮冠状动脉腔内形成术(PTCA)后再狭窄等作用。孕妇和妇女经期忌用,体弱无血瘀者不宜使用。

(10)舒心口服液,由党参、黄芪、红花、当归、川芎、三棱、蒲黄组成,可补益心气、活血化瘀,用于气虚血瘀型胸痹。有抗心肌缺血、扩张冠状血管、增加冠脉流量、心肌营养性血流量及抗血小板聚集等作用。孕妇慎用,阴虚血瘀、痰瘀互阻者不宜单独使用。

(11)复方丹参注射液,由丹参、降香组成,适用于心绞痛及急性心肌梗死。可增加心脏的冠脉流量、减少心肌梗死面积、保护心肌再灌注损伤。有引起过敏反应的报道。

(12)舒血宁注射液(银杏叶注射液),是银杏叶提取物制剂,主要含有总黄酮醇苷和银杏内酯,用于缺血性心脏疾病。可调节血管张力、竞争血小板活化因子(PAF)受体而抑制PAF引起的血小板聚集、降低血液黏度、增加缺血脏器血流量、改善微循环及血流变等。对酒精严重过敏者慎用。

(13)灯盏细辛注射液,为灯盏细辛经提取酚酸类成分制成的灭菌水溶液,能活血祛瘀,通络止痛,用于瘀血阻滞型胸痹。具有扩张微细动脉、降低外周阻力、抗心肌缺血、抗凝血和血栓作用。有过敏反应、胃肠道反应、发烧、低血压等报道。因细辛中含马兜铃酸等毒性成分,不宜大剂量和长时间使用。

（14）生脉注射液，是由红参、麦冬、五味子制成的中药注射液，有益气养阴、复脉固脱之功效，用于气阴两虚型胸痹。有改善微循环障碍、降低血液黏度及血小板聚集、增加冠脉流量、增强心肌收缩力、提高心输出量、缩小急性心肌梗死范围、提高心肌耐缺氧能力、抗心律失常及抗休克作用。有过敏性皮疹、过敏性休克、头晕、心慌、腹胀等不良反应的报道。

总之，治疗冠心病的中成药很多，选择的原则是"药证相符"，对症下药，才能提高疗效，减少不良反应。

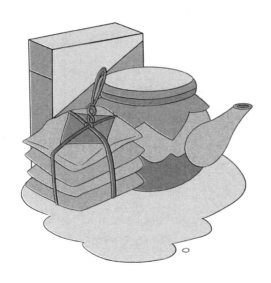

46. 冠心病患者不能随便服用哪些中成药？

小陆尽管年纪轻轻，但是心脏功能不好，与其父亲一样，被诊断为冠心病。根据医生的建议,每天服用阿司匹林,因为阿司匹林具有抗血小板聚集作用,不仅能有效降低稳定性和不稳定性心绞痛患者的发病风险,而且可降低急性心肌梗死和脑卒中的风险。

喜欢上网的小陆经常浏览健康类知识,一次在网站上看到中药材红花具有活血化瘀的功效,有降血压、抗凝等作用,而他的母亲是个"川妹子",家中有从四川带来的川红花,于是"就地取材"服用。后来小陆胃出血,问题就在于小陆服药过程中自行"中西合璧",即阿司匹林加红花,这两种药都有活血作用,两者叠加"矫枉过正",故而导致体内出血。

除了红花,还有好多其他活血化瘀类中药不能与阿司匹林联合服用,如丹参、三七、银杏等。

另外,冠心病患者慎服含有麻黄的中成药。麻黄含有麻黄碱,麻黄碱的药理作用与肾上腺素相似,可加强心肌收缩力、使血管收缩、心率增加,从而增加心脏负担,可诱发心绞痛。特别是与洋地黄合用时,会加剧洋地黄对心脏的作用,易引起心律失常。抗感冒和止咳平喘类中成药通常含有麻黄,如连花清瘟胶囊、半夏止咳糖浆、急支糖浆、通宣理肺丸、千柏鼻炎胶囊、苏菲咳糖浆、疏风定痛丸等,在治疗感冒咳嗽的同时也作用于血管,引起血管收缩,导致血压升高。麻黄碱也作用于子宫平滑肌,引起平滑肌兴奋性增加,容易导致流产。综上所述,含有麻黄素的中成药可以导致心脏病患者、高血压患者和孕妇病情加重,所以需要慎用。

47. 冠心病患者能长期服用中成药冠心苏合丸吗?

很多人认为,中成药副作用小,可以随意服用、长期服用。其实,中药副作用小只是相对而言,因为无论是中药还是西药,都是一把"双刃剑",在起到治病作用的同时,服用不当也会有副作用或者起不到应有的疗效,治疗冠心病的中成药也不例外。

冠心苏合丸是临床上治疗冠心病的主要中成药之一,它既能缓解心绞痛,又没有头痛、头晕等不良反应,因此受到患者的青睐。于是,有些冠心病患者就长期服用冠心苏合丸,把它当成防病治病的"宝典",以为只要这样做了,就能缓解冠心病症状,有效防范心绞痛和心肌梗死的发生。不过,中医讲究辨证论治,长期或盲目服用冠心苏合丸的做法不足取。

与西药硝酸甘油片的作用类似,中成药冠心苏合丸也是心脏疾病的急救药。冠心苏合丸的治疗目的在于芳香开窍以止痛,患者心绞痛急性发作时,将药丸嚼碎吞咽,半小时内可起到止痛作用,虽然起效比硝酸甘油片慢,但是持续作用的时间长。心绞痛频繁发作的患者,也可每日 3 次连续服用冠心苏合丸,疗程的长短由医生根据病情决定。对于病情较轻的冠心病患者来说,不能长期服用冠心苏合丸,因为冠心苏合丸中含有乳香、冰片、檀香、青木香、苏合香油等成分,过多地服用这类芳香开窍药物,会耗散人体元气,不利于病情的好转。乳香、冰片等成分对人体胃肠道有较强的刺激作用,冠心病合并胃肠疾病者慎用。

另外,冠心苏合丸属于治疗寒痛的温性药物,冠心病者不适宜服用,以免发生鼻腔烘热、口舌干燥、渴欲饮水、咽喉干涩疼痛等副作用。如需服用冠心苏合丸,应适当配合养阴清热类中成药,如大补阴丸或知柏八味丸等。这样既可缓解心绞痛症状,又能避免服用冠心苏合丸后的不良反应。

48. 冠心病常用中药与西药配伍注意事项?

中西医结合治疗冠心病对改善患者预后、促进患者康复具有积极作用。但在治疗过程中,用药不可盲目,因部分中成药与西药之间存在一定的配伍禁忌,两者盲目联用,不但起不到好的治疗效果,反而会产生药品不良反应。

在治疗冠心病的过程中,我们应注意以下常用冠心病中药与某些西药联合可能会带来的后果。

(1) 复方丹参滴丸

中成药复方丹参滴丸包含以下主要成分: 冰片、丹参及三七。其治疗作用为止痛、理气、活血化瘀等。主要用于治疗心绞痛或胸中憋闷。由于复方丹参滴丸含有丹参,因此需注意以下事项。

① 不可与抗酸药物进行配伍使用,包括胃舒平、氧化镁合剂、三硅酸镁、胃得乐、胃舒平等。

因丹参有效成分丹参酮可与金属离子发生反应,生成螯合物,这对复方丹参滴丸的生物利用度造成了一定的影响,进而降低了药物的效果。

② 不可与阿托品类药物进行配伍使用。

因阿托品是一种胆碱受体拮抗剂,能够阻滞迷走神经对心脏的抑制效果,进而加速心跳速率,若复方丹参滴丸与阿托品联合使用,可使复方丹参滴丸的降血压效果受到影响。

③ 不可与抗肿瘤药物配伍使用。

因丹参具有活血效果,其对肿瘤细胞的生长与分裂有促进作用,而配伍肿瘤药物(如喜树碱、环磷酰胺、环己亚硝脲等)进行联合使用,则会导致肿瘤的转移,对患者造成更深层次的伤害。

④ 不能与雄性激素药物联用,例如甲基睾丸素、丙酸睾丸酮等药物。

因复方丹参滴丸具有拮抗雄激素的效果,两者联用可能导致雄性激素药物活性降低,影响临床疗效。

⑤ 不能与抗凝血药物联用,例如华法林、三硅酸镁、胃得乐、阿司匹林等药物。

因复方丹参滴丸能够降低血压,与抗凝血药物联合应用可导致出血加重,引发大出血,对患者的生命造成严重威胁。

(2)活心丸

中成药活心丸的主要成分为麝香、牛黄、熊胆、蟾酥、珍珠等。其治疗作用为益气强心、活血化瘀,主要用于冠心病的防治。

由于活心丸含有珍珠成分,因此需注意以下事项。

① 不可与黄连素同时服用。

因珍珠中含有蛋白质及氨基酸,与黄连素会产生拮抗作用,降低疗效。

② 不可与洋地黄类药物共同服用。

因钙离子可使得心肌收缩力较强,进而抑制抗凝血酶(ATR)酶活性,若与洋地黄类药物同服,则可提高洋地黄类药物的毒性,影响患者的治疗。

(3) 冠心苏合丸

中成药冠心苏合丸主要成分为苏合香油、青木香、冰片、檀香、乳香、朱砂等。其治疗作用为理气、止痛、开窍,主要应用于心脉不通造成的胸痹、伴有胸闷的心绞痛与冠心病。

由于冠心苏合丸含有朱砂成分,因此需注意以下事项。

① 不可与含有碘化物、溴化物、亚硝酸钾等的药物同服。

因朱砂由硫化汞构成,若与上述药物同服,则可产生化学反应,形成溴化汞、碘化汞、硝酸汞等化合物,容易发生药源性疾病或汞中毒等症状。

② 不可与解热止痛、抗菌类药物同服。

与解热止痛、抗菌类药物同服,可损伤患者的胃肠道,严重者甚至可出现胃肠穿孔甚至出血等症状。

(4) 乐脉冲剂

中成药乐脉冲剂主要成分为丹参、山楂、川芎等。其作用为养血通脉、解郁化瘀、行气活血,临床上主要用于冠心病的防治。

由于乐脉冲剂含有山楂成分,因此需注意以下事项。

① 不可与磺胺类药物联合服用。

因山楂内的酸性成分会促进磺胺乙酰化率,降低磺胺类药物的治疗效果。部分患者还会出现血尿等毒副作用。

② 不可与红霉素同服。

因山楂内的有机酸成分可加速红霉素分解,降低红霉素的抗菌效果,达不到基本的疗效。

③ 乐脉冲剂含有丹参成分,因此配伍禁忌同复方丹参滴丸。

（5）舒心口服液

舒心口服液的主要成分为党参、红花、当归等中药材,具有益气健脾、活血化瘀之效,能够用于郁结于胸引起的胸闷、胸疼、冠心病及心绞痛的治疗。

舒心口服液在与西药合用的过程中需注意以下事项。

① 不与含铝、镁、钙的药物联合应用。

主要是由于舒心口服液中含有黄酮组分,能够与上述药物生成金属配合物,导致药效降低或丧失。

② 不能与乳酶生合用。

可导致乳酸杆菌活性丧失而失去效果。

（6）补心气口服液

补心气口服液的主要成分为黄芪、人参、石菖蒲等中药材,具有益气活血、理气止痛的效果,主要用于心气亏损型心痛或胸闷。

补心气口服液与西药联用存在以下配伍禁忌。

① 不可与强酸类药物联用,例如维生素 C、烟酸、胃酶合剂等药物。

补心气口服液中含有苷类,在 pH 值大于 7 的环境中容易被分解为苷元和糖,导致药物疗效受到影响。

② 不可与降糖类药物联用。

补心气口服液中含有类糖皮质激素,能够促使糖原易生,继而降低人体组织的葡萄糖吸收率,使得血糖升高,加重糖尿病病情。

③ 不可与镇静解痉药物联用。

两者联用可能会增强对中枢神经的抑制作用,严重时甚至危及生命。

(7)银杏叶片

中成药银杏叶片的主要成分为银杏叶浸膏,其治疗作用为通脉舒络、活血化瘀,主要用于治疗半身不遂、胸痹心痛及心绞痛等。

因银杏叶含有黄酮物质,因此需注意以下事项。

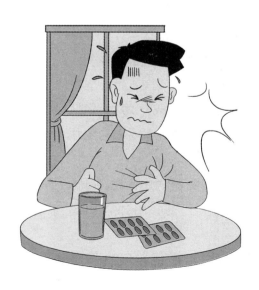

① 不可与止血抗凝药物联合治疗。

因银杏可抑制血小板止血,进而导致内出血。

② 不可与抗癫痫类药物联合治疗,避免增加发病概率。

(8) 麝香保心丸、心可宁

不可与普罗帕酮、奎尼丁合用,会引起心率缓慢、房室传导阻滞。

49. 防治冠心病药物之间会产生哪些相互作用?

冠心病患者往往同时患有多种慢性疾病,一天内需要服用多种药物,但是药物之间往往会产生相互作用。

(1) 协同作用。β受体阻滞剂与硝酸酯类可加强抗心绞痛作用,合用时两药须减量,以免血压过低;与普罗帕酮(心律平)、胺碘酮、地高辛、奎尼丁合用可提高抗心律失常效果,但同时也增加毒副作用,须各自减量;与维拉帕米和地尔硫䓬合用时,负性肌力及负性传导作用相加,可导致低血压甚至心脏骤停;与西咪替丁(甲氰咪胍)合用可提高脂溶性β受体阻滞剂的血药浓度,因而增强药物作用。因此,有协同作用的药物联合应用时,须注意减少应用剂量,密切注意各药物的毒副作用。

(2) 拮抗作用。苯巴比妥是许多β受体阻滞剂代谢酶的诱导剂,可促进β受体阻滞剂的代谢,因而降低其疗效;与非甾体抗炎药,如吲哚美辛(消炎痛)等同用可降低β受体阻滞剂的降血压作用。

（3）血管紧张素转换酶抑制剂与其他药物的相互作用在老年病人中更为明显，血管紧张素转换酶抑制剂与其他血管扩张剂和利尿剂同用时可能会导致低血压；与经肾排泄的 β 受体阻滞剂（阿替洛尔、纳多洛尔、索他洛尔）和抗心律失常药使用时可提高患者血浓度，易发生毒副作用；与保钾利尿剂使用易引起高血钾，应尽量减免共同使用；吲达帕胺抑制前列腺素合成，因而可减少血管紧张素转换酶抑制剂的降压作用；与地高辛共同使用可使后者的清除率下降 20%～30%，增加中毒的危险；与有免疫干扰作用的药物（普鲁卡因胺、肼苯嗪、醋丁洛尔、吲哚洛尔、别嘌呤醇和室安卡因等）共同使用时有增大免疫干扰作用的危险，应注意观察抗核抗体、中性粒细胞及其他反应。另外，抗酸制剂可以影响福辛普利的吸收。

50. 冠心病患者为什么不能随便加大药量？

盛夏，患有冠心病的林老汉心脏不舒服，天气太热他不想去医院，于是加大用药剂量，但是服用 10 天后出现药物中毒现象，家人发现后急忙送他去医院。实际上，药物是不能随意加减剂量的，应该严格按照说明书或者医生的嘱咐服用，如果需要加减剂量或者联合用药，应该在医生的指导下进行，因为不按照医嘱吃药，擅自加大药量，非但欲速则不达，而且还会带来严重后果。例如硝酸甘油是缓解心绞痛的速效药，有人一次含服不见效，就在短时间内连续服好几片，结果因任意加大硝酸甘油量直接造成冠状动脉痉挛,反而疼痛加剧。又如由于地高辛治疗剂量和中毒剂量很接近,随意加大剂量,会引起药物中毒,甚至带来危及性命的"灭顶之灾"。即使是副作用相对较小的中药,也不能随意加大剂量。如复方丹参滴丸、通心络、速效救心丸等含冰片,对胃肠道有刺激作用,加大剂量会加重胃肠道不适;心可宁、血栓心脉宁、麝香保心丸等含蟾酥,有强心作用,超量服用可造成心律紊乱。

51. 冠心病患者为什么不能随意停药?

张大伯前不久放了心脏支架,医生嘱咐他需要长期服药。他认为:如果不放支架就不需要长期服药了。但事实并非如此。冠心病患者即使不放支架,通常也需要长期服药,两者之间并没有因果关系。患者应遵医嘱用药,不可随意而为,否则病情随时都可能发生变化甚至加重。

有一部分冠心病患者在胸闷、憋气等症状时用药很准时,一旦病情好转或者症状消失时就随意停药。对冠心病患者而言,突然停药可以致命。

例如长时间服用美托洛尔的冠心病患者不可骤停服药,否则会引起"反跳",加剧心绞痛甚至发生心肌梗死;长期服用普萘洛尔的患者,见效后突然停药,可出现反跳性高血压、心律失常、心绞痛加剧、心肌梗死,严重者可引起猝死;长期服用硝酸甘油类药物的冠心病患者,骤然停药可引起冠状动脉痉挛,诱发更重的心绞痛;骤停抗心律失常药也可引起严重的心律失常,甚至诱发心室纤颤。

冠心病患者停药不能自作主张。临床上经常有许多病情稳定的冠心病患者,随意地突然停药,导致病情复发或急剧恶化。尤其在夏天,有的冠心病患者认为血脂不高,就擅自停止使用降脂药。这样的做法是不妥当的,冠心病患者应长期服用降脂药,即使病情稳定,服药也不能"急刹车",正确的做法是在医生的指导下,经过逐渐减量或间断服药,然后慢慢停药。

52. 冠心病患者如何用好抗血小板药物?

血小板的黏附、聚集、释放反应可导致血栓形成及动脉粥样硬化等,进而导致冠心病心绞痛。因此使用血小板抑制剂可以抑制血小板聚集,对防止血栓形成和动脉粥样硬化是有益的,而且能改善血液循环,对防治冠心病心绞痛有很重要的意义。近十年来,由阿司匹林和氯吡格雷联合的双联抗血小板治疗已经成为冠心病急性冠脉综合征的标准治疗方案,但也存在一些需要注意的事项。

那么,冠心病患者究竟该如何使用抗血小板药物呢?

(1)当前抗血小板治疗及存在的问题

① 阿司匹林

大多数心肌梗死患者的冠状动脉中都存在血栓形成。严重心绞痛及心肌梗死发生前,患者的血液黏稠度都比较高,如果高黏度的血液在冠状动脉内凝集成血栓,堵塞了冠状动脉,就会使该支动脉供血的心肌缺氧坏死。阿司匹林通过抑制血小板聚集,减轻血液的高黏稠状态。因此,服用阿司匹林可以起到保护冠心病患者及减少冠状动脉堵塞的作用。

但是,阿司匹林抗血小板效应相对较弱;存在阿司匹林无应答或抵抗(5%～75%),可导致不良预后;存在胃肠道不良反应。

② 氯吡格雷

氯吡格雷能够通过抑制血小板聚集从而降低动脉粥样硬化血管病的发病率,适用于卒中或短暂性脑缺血发作、心肌梗死及需要做血管造影术的患者,还适用于外周动脉疾病的患者。

但是,氯吡格雷作为前体药物,需代谢激活,起效慢;P2Y12(三种血小板 ADP 受体中的一种)受体不可逆性结合,血小板功能恢复依赖于新生的血小板;治疗反应存在变异性,与 CYP450(一类细胞色素)酶的基因多态性有关,尤其是 CYP2C19(CYP450 酶中的一种),可降低抑制血小板效应且增加心血管不良事件概率。

(2)新型抗血小板药物

替格瑞洛是一种新型强效 P2Y12 受体拮抗剂,替格瑞洛较氯吡格雷进一步改善急性冠状综合征(ACS)患者的预后。

① 替格瑞洛是一种直接作用、可逆结合的新型口服 P2Y12 受体拮抗剂,其本身即为活性药物,不受肝酶细胞色素 CYP450、CYP2C19 基因型的影响。

② 替格瑞洛与血小板 P2Y12 受体为可逆性结合,起效快、失效也快。可有利于减少出血风险以及出血的处理。

（3）结合临床，不能完全"喜新厌旧"

实际的临床问题往往比较复杂，替格瑞洛仍不能完全替代氯吡格雷，氯吡格雷有它应用的空间。

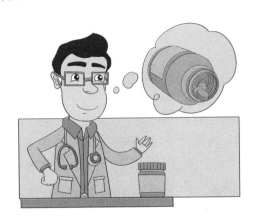

53. 冠心病口服药物副作用如何处理？

冠心病一旦确诊，需要终身服药。长期服药，不少患者或多或少都会出现副作用。冠心病患者长期吃药出现副作用该怎么办？

（1）ACE I 类（血管紧张素转化酶抑制剂）

代表药物：卡托普利、依那普利、贝那普利。

副作用：此类药物最大的副作用是干咳，有一部分患者在服药期间干咳，甚至晚上咳醒。

处理：在确认没有其他原因时，可以采取替代治疗，比如换用沙坦类的药物(厄贝沙坦、氯沙坦、缬沙坦),这类药物可避免咳嗽的副作用,对冠心病的作用效果差不多。

(2)阿司匹林

代表药物:阿司匹林、阿司匹林肠溶片。

副作用:易产生胃肠道症状,如恶心、上腹部不适、呕吐等。如长期使用阿司匹林,容易导致胃黏膜的损伤。

处理:普通片餐后服用,肠溶片餐前服用或者与抗酸药同服,溃疡病患者应当慎用或者不用。

(3)他汀类

代表药物:阿托伐他汀、瑞舒伐他汀、普伐他汀、辛伐他汀。

副作用:一是肝酶的升高,即谷丙转氨酶或者谷草转氨酶的升高;二是肌酸激酶升高引起的肌病,血液化验可见 CK 水平的增高,严重者可造成肌溶解,特别是合用贝特类降脂药的同时更容易发生这种情况。

处理:转氨酶水平升高不超过正常上限的三倍可以继续服用降脂药物,同时密切观察肝功能。肌酸激酶水平升高不超过正常上限的五倍可以继续服药,但如果在服用他汀药物期间出现疲乏、肌无力或者肌痛症状,即使肌酸激酶水平不增高也要到医院就诊,甚至需停用他汀类药物。

他汀类药物给冠心病患者带来的益处非常明确,一旦出现副作用,可以停药观察一段时间,待化验指标恢复正常后尝试减量服用。

如果减量后不能达到有效剂量就需要换用别的他汀类药物了,也可以直接换用其他的降酯药。

还有,尽量避免他汀类药物和贝特类药物联合使用。建议在服药最初的三个月里每月监测一次肝功能和心肌酶谱,如果没有出现特殊的问题,以后每三个月甚至半年检查一次,待稳定以后一年做一至两次的相关检查即可。

(4)钙通道阻滞剂

代表药物:硝苯地平缓释片、氨氯地平、地尔硫䓬。

副作用:体位性低血压,心动过速,胫前、踝部水肿。

处理:老年患者用药后应缓慢变换体位,可以减少体位性低血压的发生,必要时降低药物剂量;与β受体阻滞剂合用可以减少心动过速的发生;与利尿剂合用时可以减轻或消除水肿症状;同时使用中药缓泻药物以减轻便秘症状;其他像头痛、颜面潮红、多尿等可以耐受,不必处理。

(5)硝酸酯类

代表药物:硝酸甘油、消心痛、缓释硝酸酯类及长效硝酸酯(异乐定、依姆多、欣康)。

副作用:服用后会出现头疼、面部潮红,这与药物扩张血管的作用相关,通常大部分患者可以耐受。

处理:如果症状严重可以从小剂量开始服用,逐渐加量,慢慢适应后就没有问题了。

(6)β受体阻滞剂

代表药物:阿替洛尔、倍他乐克、比索洛尔。

副作用:降低心率、降低血压和诱发支气管哮喘,服用期间应密切观察心率和血压。

处理:在服药期间,如果未达到目标剂量而心率低于50次/

分钟和(或者)血压低于 90/60 mmHg,就需要减量服用或者根据具体情况调整服药时间了。比如一天吃两次的药物,如果心率偏慢特别是夜间睡眠心率更低,可以停用晚间的药物。

另外,存在支气管哮喘、严重的心动过缓、病态窦房结综合征或者房室传导阻滞的患者,禁止服用。

54. 冠心病患者为什么慎服止泻药?

前不久,张老伯腹泻,去医院治疗要化验大便觉得麻烦,因此他去药房买了黄连素服用。没想到这黄连素差点要了张老伯的命,因为黄连素非但没有止住他的腹泻,反而诱发了急性心肌梗死,幸亏被邻居发现急忙送医院抢救,否则后果不堪设想。

那么,止泻药为何会成为冠心病患者的"杀手"呢?原来,有些冠心病患者腹泻的时候误认为是肠道感染,自行服用止泻药就能解决问题。可是,腹泻并不完全因肠道感染所致。冠心病患者的急性下壁心肌梗死的症状表现为上腹痛,还会伴有呕吐、腹泻,常被人们认为是肠道感染。如果急性下壁心肌梗死的腹泻被认为是一般的腹泻,自行服用止泻药,会因此延误病情而遭受"灭顶"之灾。

另外,肠道感染会引起发烧、心率加快、排便用力等反应,尤其是急性胃肠炎可引起上吐下泻、不思饮食等。而不适当地服用止泻药,会导致细菌、毒素滞留体内,使人体对细菌毒素的吸收增加。这时,对冠心病患者来说可能会加重感染,加上因腹泻增加冠心病患者心脏负担,使机体失水、脱水,造成血液黏滞,加剧患者心肌缺血,常诱发不稳定心绞痛,甚至直接导致急性心肌梗死,严重者可感染中毒性休克甚至死亡。

为此,冠心病患者出现腹泻现象,不要随意服用止泻药,以免止泻药帮倒忙。正确的做法是,去医院就诊,并向医生说明自己患有冠心病,这样就能避免盲目服药带来的不测之虞。

55. 冠心病心脏支架是怎么回事?

冠心病是心脏冠状动脉血管狭窄或者堵塞所导致的常见而严重的心血管疾病。除基本的药物治疗以外,进行血管重建治疗是目前最有效的缓解患者心绞痛、延长寿命、挽救生命的治疗方法。

（1）血管重建治疗

血管重建治疗包括介入支架治疗和外科手术搭桥治疗,究竟采用哪种手段需视患者临床情况和冠状动脉病变情况综合判断。一般认为缺血相关血管的狭窄程度小于70%,临床无心肌缺血证据,则不需要介入支架治疗或外科搭桥手术,坚持口服药物即可。若缺血相关血管的狭窄程度大于70%,临床有心肌缺血证据,选择血管重建(介入支架治疗或外科搭桥手术)是非常必要的,血管重建术后配合长期药物治疗,可以明显提高生活质量。

（2）介入支架治疗

介入治疗的基本操作是通过上肢桡动脉或下肢股动脉插

管,先进行血管造影,根据造影结果与患者临床情况综合判断是否需要支架置入手术。如果血管造影显示血管严重狭窄,则需要放置支架,通常先行球囊扩张再置入支架,越来越多的临床试验证实支架置入术是治疗冠心病非常有效的疗法。

介入支架治疗已有 30 余年的历史,由于其创伤小、疗效明显、患者可在清醒状态下完成等优势,临床应用已越来越广泛。

56. 冠心病介入治疗后如何用药?

(1) 抗血小板聚集药

代表药: 阿司匹林和氯吡格雷。

一般只要按照医生及说明书的要求服用都不会出现严重的副作用,如要做手术应提前告诉医生正在服用阿司匹林和氯吡格雷。服药期间要避免磕碰,如果发现身上有紫色瘀斑、大便呈黑色应及时停药就诊。

(2) β 受体阻断剂

代表药: 酒石酸美托洛尔。

冠心病患者心脏介入治疗后血压正常,也要按时服用降压药,酒石酸美托洛尔主要起减慢心率作用,减少心脏做功,减少患者心绞痛的发生率,所以治疗期间不要轻易停药。

(3) 调血脂药

代表药: 阿托伐他汀、辛伐他汀、氟伐他汀、普伐他汀、瑞舒伐他汀。

它们的主要作用是降低低密度脂蛋白胆固醇,稳定冠脉斑块,使之不易破损,避免堵塞血管,对冠心病的治疗有很大的改善作用。辛伐他汀、氟伐他汀、普伐他汀需要晚上服用,阿托伐他汀和瑞舒伐他汀什么时候服用都可以,如果服药期间发现肌肉酸痛全身无力要及时就医。

（4）控制饮食和血糖

冠心病患者心脏介入治疗后须清淡饮食,少吃高脂肪的食物及动物内脏、鱼子、蛋黄,吸烟是冠心病主要的危险因素,因此一定不要吸烟,酒也要尽量少喝。

（5）运动和心情调节

平时要多休息,不要太疲劳,适量的户外运动和愉快的心情,都对病情的好转有很大的帮助。

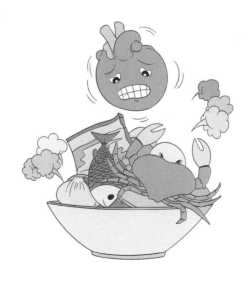

（6）常查肝功能

支架手术后长久服用降脂药,会导致肝酶、肌酸激酶升高。因此,患者应常查肝功能肌酸激酶。

57. 治疗心绞痛的常用药物有哪些?

心绞痛药物主要通过扩张血管、减慢心率、降低左心室舒张末期容积而减少心悸耗氧量;通过扩张冠脉、促进侧支循环、开放和促进血液重新分布等增加心肌氧的供给;通过促进脂代谢转化为糖代谢而改善心肌代谢、抑制血小板聚集和血栓形成等方式产生作用。常用药物有硝酸酯类、β受体阻滞剂、钙通道阻滞剂、血小板抑制剂及抗凝剂、活血化瘀中药制剂等。

（1）硝酸酯类

常用的有硝酸甘油、硝酸异山梨醇(消心痛)及单硝酸异山梨酯(鲁南欣康、长效心痛治)等。药理作用包括扩张静脉,减轻心脏前负荷;降低心室充盈压,使舒张期冠脉灌注阶差增加;松弛血管平滑肌,减小血管张力,缓解侧支及传输血管的痉挛;促进血管壁前列环素(PGI2)生成,抑制血小板释放血栓素 A2(TXA2);降低血压,但可反射性地引起心率轻度增快;冠脉内用药可直接扩张冠状动脉。

（2）β受体阻滞剂

常用的有氨酰心安(阿替洛尔)、美托洛尔(倍他乐克、美多心安)及艾司洛尔等。药理作用包括抑制心肌对交感神经的兴奋及儿茶酚胺的反应,使同等运动水平上心肌耗氧量减小;减慢心率,降低血压及心肌收缩力;使非缺血区阻力血管收缩,血流重新分布,以改善缺血区血液的供应;使舒张期冠脉灌注增加;抑制血小板释放 TXA2。

（3）钙通道阻滞剂

常用的有佩尔地平(尼卡地平)、维拉帕米、地尔硫䓬(合心爽、合贝爽、恬尔心)及硝苯地平(心痛定、拜新同)等。药理作用包括降低体循环阻力,扩张静脉,从而减轻心脏负荷;直接抑制冠状动脉平滑肌收缩,使冠脉扩张,减小心室壁张力,增加冠脉灌注;减慢心率,从而降低心肌耗氧量及延长舒张期冠脉灌注;防止缺血前后细胞外钙离子内流,以保护细胞免遭缺氧及再灌注早期损害;抑制血小板聚集,减少 TXA2 及 5 -羟色胺的释放;减小心肌收缩力,但某些药物可被血管阻力减小引起的反射性交感神经兴奋对心肌收缩力的增强作用抵消。

（4）血小板抑制剂及抗凝剂

阿司匹林:抑制血小板内环氧化酶乙酰化,使 TXA2 及 PGI2 生成减少;还可抑制血小板 TXA2 释放,从而预防血管收缩及血栓形成。潘生丁:能抑制血小板腺苷环化酶活性,提高环腺苷酸水平,因而抑制血小板聚集并扩张血管。右旋糖酐:通过抑制血小板的黏附而发挥抗血栓的作用。肝素:抑制凝血活酶的形成,防止凝血酶原变为凝血酶;降低凝血酶活性;抑制纤维蛋白的形成;抑制血小板的凝聚和释放功能。华法林:能竞争性地阻断维生素 K 与肝脏中有关的脂蛋白结合,从而抑制肝脏利用维生素 K 合成凝血酶原及活性凝血因子 II、VII、IX、X。

（5）活血化瘀中药制剂

活血化瘀中药制剂包括保心丸、宽胸丸、苏合香丸、益心复脉颗粒及心通口服液等。

58. 心绞痛发作时用药应注意哪些问题？

心绞痛是冠状动脉供血不足，心肌急剧、暂时缺血与缺氧所引起的以发作性胸痛或胸部不适为主要表现的疾病。心绞痛发作时用药应注意以下事项。

心绞痛发作时首选短效剂硝酸甘油片舌下含化，不能吞服，如药物不溶解，可轻轻嚼碎继续含化，1～2分钟即可发挥作用，有条件时可吸氧。

常见的不良反应有头痛、腹胀、面红、心悸、体位性低血压、皮炎、眼内压及颅内压升高，青光眼患者慎用。

黏膜干燥者，可用硝酸甘油喷雾剂，在易激发心绞痛的活动前5～10分钟使用。

为避免低血压引起的晕厥，应坐位或卧位用药，硝酸甘油会使全身静脉扩张，静脉容量增加。硝酸甘油不能站着服用，因为患者直立时，由于重力作用大量血液积存在下肢，易造成血容量相对不足，血压下降，致使患者头晕甚至昏倒。

出现头痛者应从小剂量开始，继续用药10小时后头痛可自然消失。长期大剂量服用后，不能突然停药，应逐渐减量，以防止停药综合征发生。

硝酸甘油禁用于心肌梗死早期（有严重低血压及心动过速时）、严重贫血、已知对硝酸甘油过敏的患者。还禁用于使用5型磷酸二酯酶抑制剂（PDE-5抑制剂，如枸橼酸西地那非，他达拉非、伐地那非等）的患者。

服用硝酸甘油不能过量，其用量有严格规定，如片剂成人一次一片，舌下含服。每5分钟可增服一片，直至疼痛缓解。如果15分钟内总量达三片后疼痛持续存在，应立即就医。但是，有的患者为了迅速获得疗效，擅自加大剂量或者两次服药间隔时间过短，结果会引起严重低血压、心动过速、心动过缓、传导阻滞、心悸、循环衰竭甚至导致死亡。

有的患者服用方法不对，没采用舌下含服的方法，而是像一般药片那样用开水冲服，这样的服用方法达不到应有的疗效。因为用开水吞服的硝酸甘油在吸收过程中必须通过肝脏，绝大

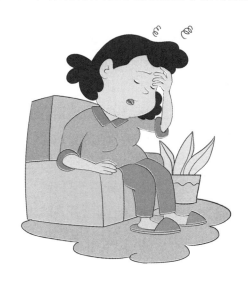

部分的硝酸甘油在肝脏中被灭活,药效降低。而把硝酸甘油含在舌下,舌头下面有许多血管,硝酸甘油极易溶化,溶化了的药物直接进入血液,不但起效快,而且药效可高达 80%。

硝酸甘油对光敏感,宜放在棕褐色瓶内,不宜久存,有效期 2~3 个月,如含药 10 分钟不化,提示失效。

59. 心绞痛患者用药有哪些禁忌?

目前治疗心绞痛的药物种类繁多,各种药物均有不同程度的副作用,有些副作用比较严重,应掌握其早期征兆,及时更换药物,预防严重副作用的发生。

心绞痛患者禁忌的药物主要有以下几类。

酒石酸麦角胺,可使周围血管收缩,引起血压升高。

利他灵,为中枢神经兴奋药,可使心率加快,出现循环系统副作用。

硫酸苄二甲胍,为降压药,可因血压下降引起心脏缺血,导致心绞痛加重。

加压素,为升压药,可使冠状动脉收缩,从而出现心功能抑制。

麻黄,可促进心功能亢进,增加心脏负担。

可引发心绞痛或使其症状加重的药物主要有甲状腺素、左旋甲状腺素钠、甲碘胺钠等。潘生丁是用于治疗心绞痛的药物,急救盒也常配备,但近年发现它有可能使心绞痛恶化。非劳力

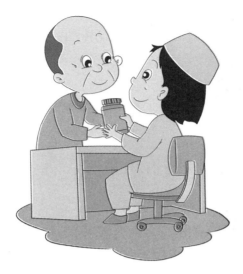

型心绞痛可因使用抗癌药氟尿嘧啶、喃氟啶而加重。

60. 服用抗心绞痛药为什么不可"急刹车"？

　　根据医生的嘱咐,时常发生心绞痛的李刚需要服用抗心绞痛药,服用一段时间后,他感到疗效很好,心绞痛再也没有发生过。李刚想,是药三分毒,如今病情好转,可以停止服用药物,如果有症状时再次服用。然而,停药不久的李刚在上班途中差点猝死,幸亏抢救及时才保住性命。医生说,造成猝死的"元凶"是患者自行停药。其实,抗心绞痛药是不能骤然停止的。

　　有些心绞痛人群长期服用心得安,若是突然停用,也极易诱发心绞痛而使病情恶化。如突然停药可导致心交感神经的张力骤然增大,引起冠状动脉痉挛,增加心肌耗氧量,于是心绞痛便发作了。

硝苯地平(心痛定)也是治疗心绞痛的有效药物,如在服用期间突然停药,细胞膜外的钙离子就会迅速进入细胞膜内,可使细胞内的钙浓度突然增大,导致心肌收缩张力和外周阻力加大,心肌耗氧量随之增多,如血液供应一时满足不了需求,易引发心绞痛,病情较重者还可诱发急性心肌梗死。

61. 抗心绞痛药也会诱发心绞痛?

把硝酸甘油称作冠心病患者的"救命药"毫不夸张,因为这种能够对抗心绞痛的药物,只要舌下含服一片,便能有效地制止心绞痛。而且硝酸甘油的副作用小,一般只会引起轻微的头痛,即使是那些没有被确诊为冠心病的人,一旦出现胸痛,也可以服用。

但是,就是这种被冠心病患者称作"救命药"的硝酸甘油,若服用不当,也可能给人以致命的一击,即抗心绞痛药诱发心绞痛。

为何会产生这样的情况?原来,硝酸甘油能有效制止心绞痛发作,主要是通过扩张全身小动脉、小静脉,使外周阻力和血压下降,从而减轻心脏前后负荷,降低心肌耗氧量而发挥抗心绞痛作用。舌下含化硝酸甘油后1～2分钟起效,药物作用时间可维持20～30分钟。但是,如果硝酸甘油使用不当,如服用剂量过大,就会产生相反的效果。

临床上有这样一个例子：一名患者患冠心病不久，在初次产生心绞痛时，就想在"重药"之下制止心绞痛。因此，他一次服用了过量的硝酸甘油，结果心绞痛反而加剧。因为硝酸甘油用量过大可使血压及冠状动脉灌注压过度降低，引发交感神经兴奋，心跳加快，心肌收缩力加强，增加心肌的耗氧量，从而诱发或加剧心绞痛。因此，含服硝酸甘油时应从小剂量开始，尽量采取坐卧位含药。有些患者对硝酸甘油高度敏感，在服用常规剂量时，便可出现头昏脑胀、头内跳痛、心跳加快、面部发热甚至昏厥等症状，这是由于全身小血管尤其是头面部的小血管扩张和反射性心率增快的缘故。因此，患者在初次用药时，应减半服用，以后再增至常规剂量。

为此，有关专家特别指出，硝酸甘油服用后短时间内不可饮酒，否则会引起心率加快、面色苍白、眩晕、冷汗淋漓等休克症候群，甚至危及生命。为了增强疗效，减少不良反应，硝酸甘油宜与心得安合用。两药通过不同作用方式降低心肌耗氧量而获得协同效应。

62. 还有哪些药可诱发心绞痛？

心绞痛除考虑身体本身诱因外还需警惕药物引起的可能性。常见可诱发或加重心绞痛的药物有以下几类。

（1）抗心绞痛药

除了上面讲到的硝酸甘油，会引起心绞痛的抗心绞痛药还有以下几类。

①硝苯地平

硝苯地平为二氢吡啶类钙离子拮抗剂,短效硝苯地平起效快,降压作用强,但可导致血压骤降,回心血量、心输出量减少,同时心率加快,心肌收缩力加强,心脏耗氧量增加,从而引起心肌灌注不足,使已经缺血的心肌更加缺血,诱发心绞痛。硝苯地平在首次用药或骤然停药后更易诱发心绞痛。

首次用药诱发心绞痛与"冠脉窃流"有关。个别患者在首次服用硝苯地平后,由于冠状动脉系统的扩张程度不一致,使得心肌血液分布不均匀,导致非缺血区的血流增加,而缺血区的血流反而减少,因此造成"冠脉窃流",加重心绞痛症状。

骤然停药诱发心绞痛与"反跳"有关,因为硝苯地平骤然停药会引起心率异常增快,甚至诱发心律不齐,从而加重心脏负担,易引起心绞痛复发。

②尼群地平、维拉帕米

尼群地平也是二氢吡啶类钙离子拮抗剂,维拉帕米是钙离子拮抗剂,两个药属于一个类别。长期应用钙拮抗剂可使细胞内钙离子耗竭而细胞外钙正常,从而增大钙跨膜的梯度,突然停药时能使进入细胞内的钙离子增加,引起冠状血管痉挛。其次,钙拮抗剂能反射性地引起交感神经兴奋性增加,加快窦性心律,减少心输出量,引起心肌灌注不足,诱发心绞痛。

③普萘洛尔、美托洛尔

为β受体阻滞剂,突然停药会出现"药物戒断综合征",可诱发或加重心绞痛。同时,突然停药可引起β受体对内源性儿茶酚胺的敏感性增加,使儿茶酚胺从血浆中清除减慢,血浆中儿茶酚胺浓度增高,停药后儿茶酚胺对 β 受体的激动作用得以恢复,交感神经张力增大,诱发或加重心绞痛。

(2) 抗高血压药及血管扩张剂

如潘生丁、心可定、哌唑嗪、酚妥拉明、肼苯哒嗪、罂粟碱、氨茶碱等。

血管活性药物如潘生丁、心可安、氨茶碱、罂粟碱等,可扩张小动脉包括小的冠状动脉,引起血压下降和局部血流重新分配,由于正常小动脉的扩张比已硬化狭窄的小动脉明显,故可引起周围非缺血区的血流明显增多,而缺血区的血流相应减少,因此服用这些药物后可出现症状加重或心电图的 ST 段下降更明显。

(3) 拟交感神经药

如肾上腺素、去甲肾上腺素、异丙肾上腺素、麻黄素、苯丙胺等。

冠状动脉含有丰富的 β-肾上腺素受体,刺激这些受体可引起冠状动脉收缩,各种拟交感神经药物的应用均可诱发冠脉痉挛。

(4) 强心药

如洋地黄类、多巴胺、多巴酚丁胺等。

心肌耗氧量的增加一般与心肌收缩速度成正比,增加肌力的药物,如强心药,可导致心肌耗氧量的增加。洋地黄类药物在足够浓度时既有直接又有间接的冠脉收缩作用,从而导致低氧血症、心肌缺血,对心脏储备功能的损害尤为显著,故有冠脉病变的患者应慎用洋地黄制剂。

（5）抗血小板药物

抗血小板药物阿司匹林是非选择性环氧化酶（COX）抑制剂，常规剂量的阿司匹林对前列腺素的影响较小，但大剂量使用阿司匹林可抑制前列腺素的合成，可使冠状动脉痉挛而诱发心绞痛。

（6）子宫收缩药

如垂体后叶素、麦角、麦角新碱等。

（7）其他

多种药物，如氢化可的松、组织胺、乙酰胆碱、子宫收缩药及口服避孕药等均是通过直接作用于冠状动脉、引起冠脉收缩而诱发心绞痛。

上述所列举的药物均可致心绞痛或使心绞痛加重，临床中应谨慎、合理地选用及使用，同时用药过程中应严密观察病情变化，及时发现、及早处理，以减少药源性心绞痛的发生。

63. 心绞痛时为什么选择硝酸甘油？

硝酸甘油是硝酸酯类的代表药，由于其具有起效快、疗效肯定、使用方便、经济等优点，是防治心绞痛最常用的药物。硝酸甘油口服受首关效应等影响，生物利用度仅为 8％，故临床上采用舌下含服或外用（软膏或贴膜）。

硝酸甘油的基本作用是松弛血管平滑肌。由于硝酸甘油扩张了体循环血管及冠状血管，因而具有如下作用。

（1）降低心肌耗氧量,小剂量硝酸甘油可明显扩张静脉血管,减少回心血量,减小心室内压,降低心室壁张力,缩短射血时间,减少心肌耗氧量。稍大剂量也可显著舒张动脉血管,降低心脏的射血阻力,从而降低了左室内压和心室壁张力,降低心肌耗氧。

（2）扩张冠状动脉,增加缺血区血液灌注。

（3）降低左室充盈压,增加心内膜供血,改善左室顺应性。

（4）保护缺血的心肌细胞减轻缺血损伤。此外,硝酸甘油通过产生一氧化氮来抑制血小板聚集、黏附,也有利于冠心病的治疗。

舌下含服硝酸甘油能迅速缓解各类心绞痛。在预计可能发作前用药也可起预防作用。对急性心肌梗死者,多静脉给药,不仅能降低心肌耗氧量、增加缺血区供血,还可抑制血小板聚集和黏附,从而缩小梗死范围。

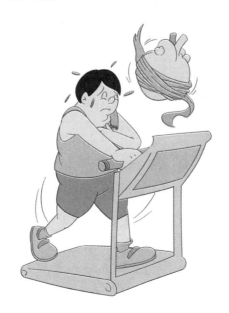

64. 服用硝酸甘油有哪些误区？

尽管硝酸甘油被公认为心绞痛的"救命药"，但是有些患者或出于对药的恐惧，或出于对药的不了解，在硝酸甘油的使用上存在一些误区。

（1）对硝酸甘油有恐惧感

很多患者有这样的观点：是药三分毒，药吃多了会有损健康，能够不吃药尽量不吃。观点本身不错，但有些患者过分害怕吃药，认为救命药硝酸甘油是一种"烈性药"，怕经常使用会引起不良反应，以至于在发生心绞痛的时候也不吃药，采用"扛一下"的办法，这样的做法很危险，甚至会危及性命。尽管硝酸甘油服用后有头痛等副作用，但都在可控范围内，多次服用后一般不会再发生副作用。因此，不能因为恐惧硝酸甘油而与自己的健康甚至生命开玩笑。

（2）吃药跟着广告走

这是很多患者存在的问题，由于一般患者缺乏用药基本常识，他们的用药认知依赖于广告，因此在心绞痛服药方面，首选的不是硝酸甘油，而是速效救心丸、丹参滴丸、心痛定等，认为这类药可"速效"缓解心绞痛。显然，这部分人不了解硝酸甘油含服是治疗心绞痛最好的急救药。当然，并不是说速效救心丸、丹参滴丸、心痛定等没有治疗作用，这些药能够缓解心绞痛，但是在心绞痛急性发作时，硝酸甘油是当仁不让的首选药物。

（3）服用剂量不足

含服硝酸甘油的目标是尽一切可能在最短时间内消除心绞痛症状，最大限度避免心脏意外事件的发生。目前存在的问题是部分患者含服硝酸甘油既不及时，又剂量不足，没有达到在最短时间内使症状消失这一目标。

硝酸甘油舌下含服2～3分钟后即可生效，并能维持10～30分钟。含服5分钟后不见效，应再次服用。含服3次后仍无效，应考虑为重症心绞痛或心肌梗死，也可能是伴有胸痛的其他疾病，应尽快去医院就诊。

（4）认为用药后眩晕是中毒的表现

硝酸甘油具有一定的降压作用，因此个别患者在用药后可出现眩晕、摇晃等低血压症状，这并非中毒，只要平卧数分钟即可恢复正常。

（5）保管不妥

有的人随意放置硝酸甘油，药瓶盖子开着或者没拧紧，这样的做法是不正确的。硝酸甘油的有效期一般为1年，药物受温度、湿度和光线影响，可使有效期缩短。因此，硝酸甘油应该避光、密封，最好用棕色玻璃瓶放在阴凉处，避免阳光照射。在服药的时候，应尽量快速打开盖子和拧紧盖子，以免瓶内药片接触空气而缩短有效期。随身携带时不要把药片放在贴身内衣口袋内，以防受体温影响而挥发失效。

65. 硝酸甘油为什么会产生"零时效应"?

人们常把硝酸甘油称为冠心病患者的"救命药",这是因为硝酸甘油可扩张冠状动脉、缓解心肌缺血、减轻心脏负担,对冠心病患者心绞痛发作具有"救命"作用。但是,前不久患有冠心病的李女士感到有心绞痛的症状,因此,她在早、中、晚分别舌下含服了硝酸甘油片,也就是在早上 8 点至下午 6 点这个时间段分别用药。却不料在凌晨时分,李女士心绞痛急性发作,导致心肌坏死,形成心肌梗死。幸好家人及时发现,并送医院急救,才使李女士转危为安。

那么,李女士白天服用硝酸甘油后为何还会在凌晨时分心绞痛急性发作呢? 心内科的有关专家说,这种现象叫做硝酸甘油的"零时效应"。不仅是硝酸甘油,消心痛等硝酸酯类药物都会产生"零时效应"。

"零时效应"多发生于长时间歇用药品方案的患者,即为了避免硝酸甘油、消心痛等硝酸酯类药物的耐药性,有些患者会采取上午 8 时至下午 6 时前用药、下午 6 时后不再摄入硝酸酯类药物的方式,深夜或清晨时,体内血药浓度降至最低水平,即扩张血管的药物浓度已达不到治疗水平,进而造成血管收缩、心肌缺血加重,反而会促使心绞痛及心肌梗死。这种"零时效应"也称"反跳现象",是一种十分危险的现象。

经常服用硝酸酯类药物的患者,必须防止"零时效应"的发生。由于每个人的病情不同,用药剂量也不一样,因此,应该根据医生的嘱咐服用硝酸酯类药物,用药不能随意做"加减法"。

为避免"零时效应"的发生,也可按小时给药,以延长短效药物作用时间。比如,消心痛可每隔 8 小时吃 1 次,如果是一天服用 4 次药物,服药间隔应为 6 小时。

长期服用消心痛等硝酸酯类药的患者,应尽量选用长效的控释、缓释制剂。因长效药物通常只用每日给药 1～2 次,可使血药浓度在 24 小时内保持稳定,能够避免因血药浓度起伏过大而出现有效血药浓度忽高忽低的现象。因此,长效药物能够有效防止"零时效应"。

66. 硝酸甘油能否用来预防心绞痛?

硝酸甘油可以治疗心绞痛,但是能否作为预防性的药物使用呢?从理论上讲,硝酸甘油可以用于预防心绞痛的发作,但这种预防作用很有限,适用范围也很窄。例如在活动或大便之前5～10 分钟预防性使用,可避免诱发心绞痛。但是,稳定性心绞痛患者如果长期把硝酸甘油作为预防药物使用,会有一定的弊端。

长期服用硝酸甘油来预防心绞痛,容易产生耐药性,即在长期应用中疗效降低或消失。而且长期服用,必须不断增加剂量才能获得效果。如果用量过大,则可能因血压降低或冠脉灌注压过低,兴奋交感神经,加快心率和心肌收缩力,从而增加心肌耗氧量,引发心绞痛。

近几年的研究进展表明,长期使用硝酸甘油还可导致机体生成过多氧自由基,损害心肌细胞和血管壁,最终使得冠心病患者的心血管风险增大。

因此,硝酸甘油最好是用来作为心绞痛发作时的急救药物,而不宜将它作为平时的预防用药。

67. 速效救心丸如何才能真正起到救命作用?

对于心绞痛患者来说,速效救心丸是很重要的救命药。速效救心丸由活血化瘀和开窍醒脑的中药川芎、冰片等组成,具有行气活血,祛瘀止痛的功效,适用于气滞血瘀型的冠心病、心绞痛患者,并可缓解胸闷、憋气等,在临床上的应用已经有30多年,具有预防、治疗和急救三重功效。但是,掌握这种救命药的科学服用方法,才能真正起到救命作用。

服用速效救心丸要做到"及时"两个字。冠心病患者一旦出现心绞痛先兆症状时应及时服药,因为每一次心绞痛的发作,都会给心脑功能带来严重损害。在有先兆症状时及时服药,能够取得最佳效果。

与一般药物的服用方法不同,速效救心丸不能用温开水吞服,而是取4～6粒,先嚼后再压在舌下含服,采用舌下含服法,药物的有效成分通过舌下黏膜吸收可迅速进入血液循环,避免了口服要经肠胃、肝脏代谢的过程,减少了药物降解损失,使之高浓度地迅速到达心脏,既见效快,消除心绞痛的发作,又避免给心脑功能带来严重损害。舌下含服时如果口腔干燥,可含少许白开水,以利于药物的吸收,但不宜用水送服。

坐着服用速效救心丸比站卧服用效果好,这一点容易被患者忽视。因为坐着服用速效救心丸,可使回心血量减少,减轻心脏负担,使心肌供氧相对满足自身需要,从而缓解病情。而站着含服时头部位置较高,周身血管扩张而致血压降低,常引起晕厥。卧在床上含服,因心脏位置较低,致使回流心脏血液量突然增多,不仅加重心脏负荷,而且难以控制心绞痛症状。

需要指出的是,速效救心丸不能长期服用,其成分中含有冰片,长期服用,有可能引起胃部不适、腹泻等不良反应。低血压患者、消化道出血者也应慎用。

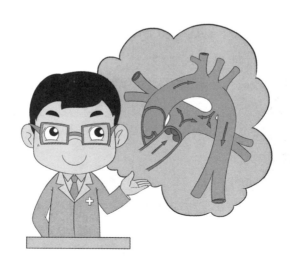

68. 心绞痛如何选用中成药？

根据中医辨证论治的原则,对心绞痛采用治标和治本两种方法。治标,主要在疼痛时应用,应以"通"为主,采用活血化瘀、理气、通阳、化痰等法;治本,一般在缓解期应用,以调整阴阳、脏腑、气血为主,采用补阳、滋阴、补气血、调理脏腑等法。目前用于治疗冠心病心绞痛的新型中成药有多种,可根据心绞痛发作时的证型和症状表现辩证选用。

（1）速效救心丸

由川芎、冰片等组成。功用：行气活血、祛瘀止痛,普遍用于各型冠心病心绞痛气滞血瘀型,证见胸闷、胸痛、气短、心悸。一日3次,舌下含服。有消化道溃疡病史者慎服。

（3）救心丸

由人参茎叶总皂苷、三七膏粉、冰片、蟾酥、牛黄、麝香、珍珠、牛胆膏粉组成。功用：益气活血、化痰通脉,适用于冠心病心绞痛属气虚痰浊阻脉型,证见胸闷、气短、心痛、心悸怔忡。一日3次,舌下含服。

（3）益心丸

由附子、红参、牛角尖粉、安息香、冰片、蟾酥、红花、牛黄、麝香、珍珠组成。功用：益气强心、芳香开窍、活血化瘀,适用于冠心病心绞痛属气虚和心肾阳虚型,证见胸闷、胸痛、心悸、气促、肢冷、自汗。一日3次。

（4）复方丹参滴丸

由丹参、三七、冰片等组成。功用：活血化瘀、理气止痛,适用于冠心病心绞痛属气滞血瘀型、心脉瘀阻型,证见胸闷、胸痛、心悸、气短、面色苍白、手足逆冷、舌青紫暗。一日3次,舌下含服。孕妇慎用。

（5）乐脉颗粒

由赤芍、川芎、丹参、香附、红花、山楂、木香等组成。功用：行气活血、化瘀通脉,适用于冠心病心绞痛属气滞血瘀、脉络痹阻证,合并高血脂症者,证见胸闷、胸痛、头痛、心悸。一日3次,冲服。

（6）冠心苏合滴丸

由冰片、乳香、木香、苏合香、檀香组成。功用：理气宽胸、止痛,适用于冠心病心绞痛属寒凝气滞型,证见胸闷、憋气、胸痛、手足厥冷。一日3次,舌下含化。肾功能低下者慎用。

（7）营心丹

由人参、牛黄、肉桂、猪胆粉、冰片、蟾酥、丁香等组成。功用：养心通脉、益气通络,适用于冠心病心绞痛心气不足、心阳亏虚型,证见胸闷、心悸、气短、胸痛。一日3次。

（8）环心丹

由冰片、蟾酥、丹参、地锦草、琥珀、九节菖蒲、苦参、麝香、苏合香、香附、延胡索、淫羊藿、珍珠组成。功用：活血化瘀、通络止痛,适用于冠心病心绞痛属气滞血瘀型,证见胸闷、胸痛、气短、出汗、手麻、舌有紫斑。一日3次,饭后服。有发热、哮喘、出血者禁用。

（9）活心丸

由灵芝、附子、红花、牛黄、冰片、蟾酥、人参、麝香、熊胆、珍珠粉组成。功用：益气活血、温经通脉，适用于冠心病心绞痛心肾阳虚、阳虚血瘀型，证见胸闷、气短、胸痛彻背、心悸怔忡、出汗肢冷、手麻足软。一日3次，舌下含服。

（10）熊胆救心丸

由人参、牛黄、熊胆、麝香、冰片、蟾酥、珍珠、猪胆膏、水牛角浓缩粉组成。功用：益气强心、芳香开窍，适用于冠心病心绞痛血热气虚、痰浊阻络型，证见胸闷、心痛、气短、气促。一日3次，舌下含服。

（11）麝香保心丸

由蟾酥、麝香、人参提取物、苏合香、牛黄、肉桂、冰片组成。功用：芳香温通、益气强心，适用于各型冠心病气虚血瘀型，证见胸闷、心肌缺血、心绞痛、心肌梗死。一日3次，舌下含服。

69. 心得安、氨酰心安在治疗心绞痛时有什么异同？

心得安（普萘洛尔）与氨酰心安（阿替洛尔）同为β受体阻滞剂。药名词尾都有"洛尔"，看起来相似的两种药，它们之间有什么区别呢？

心得安是短效抗心律失常药，应用于心绞痛尤其是稳定型心绞痛及高血压的治疗，因其半衰期为2～3小时，所以每日需3～4次给药，目前应用较少。目前主要应用为高选择性 $β_1$ 受体阻滞剂比索洛尔等。

氨酰心安主要用于房性及室性早搏、窦性及室上性心动过速、心房纤颤等。

与心得安相比,氨酰心安无膜稳定作用,无内源性拟交感活性,且无心肌抑制作用,对心脏的 β_1 受体有极大的选择性作用,而对血管及支气管的 β_2 受体的影响较小。氨酰心安对哮喘患者无明显禁忌证,表明其副作用较心得安少,而且副作用小。

70. 治疗心力衰竭的常用药物有哪些?

心力衰竭属于一种慢性疾病,其基本治疗包括一般治疗和药物治疗。适当的药物治疗能舒缓病情,增强心功能并可延长生命,是心衰治疗的重点环节。

治疗心力衰竭的常用药物各有千秋。

(1)利尿剂

美国心脏疾病学会及美国心脏学会(ACC/AHA)心衰指南中反复强调利尿剂的使用,临床研究结果亦对利尿剂能迅速缓解心衰症状给予了肯定。然而,利尿剂存在作用不持久、易致电解质紊乱、出现停药反跳等一系列问题。由于利尿剂仅能缓解症状,并没有增强心功能,临床使用中,利尿剂失效也较常见。一般应用利尿剂4天以上,利尿作用已经不明显,每天的用量被迫增加,难以掌握。此外,在使用利尿剂时若没有同步补盐,很容易出现难以纠正的低钠低氯,引起心衰加重。而心衰患者是限制或禁止给盐的,这就依靠医生凭临床经验为患者选取最佳的治疗方案。

(2)血管紧张素转换酶抑制剂/血管紧张素Ⅱ受体拮抗剂(ACEⅠ/ARB)

这两类药物能改善心室功能,避免心脏扩大,减少因心衰恶化的住院次数并且提高存活率,它们是治疗心衰的一线药物,两者可以交替使用。心衰患者如果无特殊状况,应该坚持长期服用。ACEⅠ对30%的患者存在干咳的副作用,而ARB则甚少引起干咳。

(3)β受体阻滞剂

这类药物通过减少心脏负荷以及身体对氧气的需求,长期性地改善心脏功能,从而增加生存率。除非有禁忌或不耐受情况,β受体阻滞剂也和ACEⅠ/ARB一样,需患者长期服用。由于这类药物能降低血压,放缓心跳,建议从小剂量开始服用,然后逐步增加药量,以确保患者耐受。

(4)醛固酮受体拮抗剂

此药也具有利尿、排除体内多余水分的作用,但更重要的是,它能改善心室重构,降低心衰的住院率。此药不适用于有明显肾功能不全的患者。

(5)强心式

必须在医生指导下服用,其作用是增强心肌收缩力,改善血液循环,治疗患者的不适症状。应用这类药物需要特别注意,因为剂量稍大就会引起中毒,如心跳过度缓慢、眩晕、头痛、恶心、呕吐等,老年患者还可能出现神志不清。小剂量使用洋地黄类药物一般不会引起中毒,但一些干扰因素(如联合使用利尿剂、抗心律失常药等)常致细胞内低钾低镁而引发心脏骤停,因此应钾镁同补,减少骤停的风险。

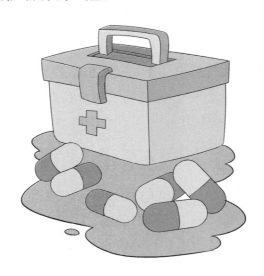

71. 心力衰竭用药有哪些误区?

有些患者在用药过程中存在许多认识上和做法上的误区,如患者不能够高度重视,可危及生命。

误区 1:利尿剂越多越好

在心衰的治疗中,利尿剂可改善患者症状,但利尿剂通常需要和其他药物联合使用。因为利尿剂在排出体内水分的同时,也会将体内的一些电解质即一些离子如钠离子、氯离子、钾离子等排出体外,引起电解质紊乱,有时可加重心衰症状(比如体内钾离子过低时),并且不同的利尿剂所排出的离子也不一样。此外,过度利尿,体内血容量不够时,血压就会下降,出现低血压。血压太低,心功能同样也会恶化。所以,在用利尿剂时也要注意患者体内水和电解质紊乱的问题,不要认为利尿剂管用就使劲地吃,觉得排尿越多越好,就不肿了。这种观念和做法是不对的。

患者的情况不同,对制剂的选择也不同。心衰症状较重时可静脉用药或用利尿效果较强的药,如速尿等,如果病情相对稳定时,可以用双氢克尿噻、安体舒通这些作用相对缓和的药物。对药物的选择还要根据患者不同的反应而定,比如同样剂量的速尿用在不同患者身上会有不同反应,这就要根据患者的情况来调整剂量。此外,还要注意药物间的相互作用、患者是否合并有糖尿病、高血脂症等,因为某些利尿剂对体内糖和血脂的代谢会有影响(例如双氢克尿噻),所以选择时应谨慎。如果患者合并有肾功能不全时,应该选用襻利尿剂,禁用保钾利尿剂(如安体舒通和氨本蝶啶等)。

误区 2:强心药越多越强心

从表面上看,强心甙类药物是治疗心衰最有效的药物,但从临床上看,它虽然能增加心肌收缩力,改善症状,但它对于患者预后及降低病死率并没有多大的影响。在这里需要强调的是,此制剂在用药过程中会出现很严重的副作用,而且此种药的治疗剂量和中毒剂量非常接近。所以,心衰患者通常的用药量是每天半片,最多一片,这要根据患者的情况、心脏功能及原来的心脏疾病情况来定。如缺血性心脏病患者对洋地黄的耐药性就很差，用量也应更小。

洋地黄中毒最早的表现就是消化道症状，如恶心、呕吐等。但心衰尤其是右心衰时也可出现这类症状，要注意区分；洋地黄中毒的第二类症状是心律失常，如早搏、房颤等，如得不到及时处理，患者就会有生命危险；中毒的第三类表现是神经系统症状，如头晕、头痛、乏力、烦躁、失眠以及黄绿视等，需警惕。

误区3：ACE I 可用于所有慢性心衰的治疗

ACE I 用于治疗慢性心衰，确实是一大进展，有不少循证医学资料，但均集中在由心肌疾病引起的心衰，例如高血压、冠心病、糖尿病和心肌病心衰。对风湿性心脏疾病、先天性心脏疾病、肺源性心脏疾病、心包疾病所致的心衰，无相关循证医学资料。这些疾病的治疗主要是纠正其血流动力学异常，有的疾病应用 ACE I 不仅无效，还可使心衰恶化。

以下几种情况应禁用或者慎用 ACE I 类。

肾脏：双侧肾动脉狭窄，只有一个肾并有肾动脉狭窄。严重心衰肾小球滤过率低，尤与螺内酯合用并补钾时，可引起严重高血钾。

心脏：主动脉狭窄（主要指肌部狭窄）和严重的梗阻性心肌病，用 ACE I 可致收缩压差增大，病情恶化。严重心衰伴心绞痛和血压低者，用 ACE I 后由于血压降低而病情恶化，故应慎用。

妊娠：用 ACE I 可致畸胎和死胎，尤其在怀孕头16周内禁用。

肺脏：ACE I 可使慢性咳嗽加重，应慎用。

慢性心衰的治疗是个十分棘手的问题，要早治，纠正主因与诱因。用药时应掌握好适应证和禁忌证，千万不要盲目加量，当然，也不要用量不足。由于 ACE I 可能引起首剂低血压，故应从极小剂量开始，逐渐调整，达到有效剂量或靶剂量。

72. 心力衰竭患者慎用哪些药？

心力衰竭是各种心脏疾患的最严重阶段，服用药物方面有很多的禁忌。有些药物具有保钠、负性肌力和心脏毒性等，对纠正心力衰竭产生不利影响，因而在心力衰竭期间须谨慎使用。

（1）非甾体抗炎药

布洛芬是一种常见抗炎、镇痛药物，心衰患者最好不要用。美国心脏协会曾发出提醒，心衰、高血压患者服用后会增加"水潴留""水肿"风险。因此，心衰患者在出现发热、疼痛的问题时，应咨询医生后再用药。

（2）维生素 E

适当服用维生素 E 有利于减轻不饱和脂肪酸及维生素的氧化，防止产生醛、酮类等危害人体健康的物质，但是心衰患者应谨慎服用。加拿大麦克马斯特大学一项为期 7 年、涉及 1 万名心脏疾病患者的大规模研究发现，心脏疾病患者大剂量补充维生素 E（每天 400 国际单位，相当于 363 毫克），心衰及发病住院风险分别增加13％和20％。

（3）当归、丹参

不少活血化瘀的保健品中常含有当归、丹参,过量服用有损伤血小板的风险,如果心脏疾病患者同时在服用抗凝药,则会增加出血风险,严重时可导致心衰。

（4）甘草

不少止咳药物中含有甘草,甘草在体内能发挥类似糖皮质激素的作用,可能会升高血压。心衰患者擅自服用,可能会加重病情。

（5）三七

三七除能升高血压外,还能在体内和心衰患者的常用药——ACE I产生协同作用,从而放大毒副作用,出现危险。

（6）口服降糖药

主要是双胍类和噻唑烷二酮类口服降糖药。双胍类大剂量服用时可引起乳酸酸中毒,易加重心力衰竭时酸碱平衡紊乱。噻唑烷二酮类易引起水钠潴留,使心力衰竭患者水肿症状加重。必须使用这两类降糖药时,应给予小剂量并加强临床观察,加强血pH值测定。

（7）雄激素

心力衰竭患者不得接受睾酮治疗。因为雄激素可使患者水肿症状加重,还可增加猝死的发生率,故在心力衰竭期间应禁止使用雄激素。

（8）茶碱类

心力衰竭患者使用茶碱类药物治疗时容易引发室性心动过

速和房性心律失常,且易造成药物蓄积,导致血药浓度增高而诱发茶碱中毒。急性心力衰竭患者最好避免使用茶碱类药物,必须用时应控制好剂量并加强血药监测。

(9) 化疗药物

多种化疗药物具有心脏毒性,如蒽环类抗肿瘤药、干扰素类、紫杉醇、米托蒽醌、环磷酰胺、5-氟尿嘧啶阿糖胞苷等,故在心衰期应避免用这些抗肿瘤药,切莫在心力衰竭尚未纠正时进行抗肿瘤化疗。

(10) 磷酸二酯酶抑制剂

米力农、氨力农、西洛他唑、阿那格雷、西地那非、伐地那非等磷酸二酯酶抑制剂,或可增加心力衰竭患者的死亡率,或可引起水钠潴留,加重水肿症状,或可造成病情恶化。故心力衰竭期间最好不用这类药物。

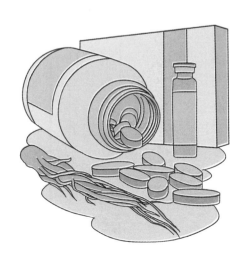

73. 如果发生急性心肌梗死，首要的治疗措施是什么？

急性心肌梗死发病突然，病死率及致残率高，应及早发现，及早治疗，并加强入院前处理。治疗原则为挽救濒死的心肌，缩小梗死面积，保护心脏功能，及时处理各种并发症。

急性心肌梗死最主要的治疗措施是尽早恢复心脏缺血梗死部位的血流供应，对所有急性 ST 段抬高型心肌梗死患者就诊后必须尽快作出诊断，并尽快作出再灌注治疗的策略，首选直接冠状动脉介入治疗(PCI)，在有急诊 PCI 条件的医院，在患者到达医院 90 分钟内应完成第一次球囊扩张，对所有发病 12 小时以内的急性心肌梗死患者均应进行直接 PCI 治疗，必要时置入支架。急性期只对梗死相关动脉进行处理。对心源性休克患者不论发病时间长短，都应直接进行 PCI 治疗。因此，急性心肌梗死患者应尽可能到有 PCI 条件的医院就诊，目前我国各地都在推行胸痛中心的建设。

如无急诊 PCI 治疗条件或不能在 90 分钟内完成第一次球囊扩张时，若无溶栓治疗禁忌证，应对发病 12 小时内的急性心肌梗死患者进行溶栓治疗。溶栓治疗的主要并发症是出血，最严重的是脑出血。溶栓治疗后仍宜转至有 PCI 条件的医院进一步治疗。

大量研究表明，在急性心肌梗死发生后的最初 4 小时内，将近 90％患者有冠状动脉内血栓形成。对这些患者采用溶栓治疗,可以挽救濒死心肌,缩小梗死面积,改善左心室功能及降低病死率。溶栓治疗的效果与溶栓开始的时间密切相关。发病 1 小时内开始溶栓,病死率降低 47％;发病 3 小时内开始溶栓,病死率降低 23％;发病 3～6 小时开始溶栓,病死率降低 17％。可见急性心肌梗死发病早期尽早进行溶栓治疗可明显降低病死率。溶栓治疗有冠状动脉内溶栓及静脉溶栓治疗两种,后者给药方便并可及早用药,疗效与冠状动脉内溶栓治疗相近,故应用更加广泛。

74. 哪些药物可以缩小心肌梗死范围?

缩小心肌梗死的目标是及时恢复冠脉血流,最主要的措施为血运重建。主要采用冠状动脉介入治疗,或者是选用溶栓治疗或冠状动脉搭桥术,可有效地挽救濒死心肌,缩小梗死范围。此外,还可采用早期药物治疗,包括血管扩张剂和 β 受体阻滞剂的应用。

(1)血管扩张剂应用:如硝酸甘油静滴,通过减轻心脏负荷,改善侧支循环,改善心肌梗死时的左室功能,增加心输出量,降低充盈压,解除冠脉痉挛,增加冠脉血流量而缩小梗死面积。

(2)β 受体阻滞剂应用:早期应用 β 受体阻滞剂,可显著降低心肌耗氧量,改善心肌血流的分布。此外,还可延长心肌舒张期,增加冠状动脉内血液流向损伤区域,以减少或避免造成心肌不可逆性的损伤。

上述治疗措施的尽早及合理应用,对于缩小梗死面积、改善预后具有重要意义。

75. 心肌梗死后无心绞痛发作还需要长期服药吗?

小王心肌梗死后经治疗出院,医生嘱咐他需要服药,并定期随访。一段时间后,小王发现自己心脏情况良好,于是就停用了药物,结果造成再次心肌梗死。实际上,心肌梗死患者不能擅自停药,需要长期服用药物。

一般来说,急性心肌梗死后完全无症状,对部分病人来说是病情比较稳定、心肌梗死康复较好、预后也较好的表现。但是,主观上无心绞痛等任何症状发生,并不说明已经远离了心肌梗死的威胁,有时候在无症状的表象下却"潜伏"着心肌缺血危险,由于患者在心肌梗死后痛觉感受结构遭受破坏或者造成"报警系统缺陷",因此部分患者再次发生心肌梗死时,可能没有心绞痛等症状。在这种情况下,患者可能意识不到心肌梗死的"大难"再次临头,也没能及早采取预防措施,导致部分病人心肌梗死比较完全,梗死的区域内无存活心肌,所以这种没有心绞痛等症状的心肌缺血发作更加可怕,在患者失去警觉的情况下给予致命的一击而猝死。相比之下,有症状的患者往往会采取停止活动来休息、服药、及时就医等措施。

因此,对于有心肌梗死的患者,只要有心肌缺血的证据,无论是有症状还是无症状,都应该接受药物治疗。

那么对心肌梗死后无症状者,如何知道自己是否有无症状性心肌缺血呢? 最常用的检查手段是冠状动脉造影、冠状动脉CTA 检查、动态心电图、运动负荷试验和心肌核素扫描。所以心肌梗死患者,不论是否存在心肌缺血,均应在医生的指导下,长期服用抗血小板聚集药物(代表药物有肠溶阿司匹林、氯吡格雷、替格瑞洛)、降低胆固醇药物(代表药物有阿托伐他汀、瑞舒伐他汀)、β 受体阻滞剂(代表药物有倍他乐克缓释片)、ACE I(代表药物有卡托普利、依那普利、福辛普利、贝那普利)/ARB(代表药物有厄贝沙坦、氯沙坦、缬沙坦)。

目前大多数指南均建议急性心梗后服用阿司匹林联用氯吡格雷或联用替格瑞洛 1 年以上,然后不论是否植入冠脉支架,长期服用阿司匹林。

降胆固醇药物可用来降低胆固醇。胆固醇含量增高易引起冠状动脉狭窄,狭窄加重就会引起血管闭塞,进而血栓形成就发生心梗。

β 受体阻滞剂的药理作用是通过减慢心率来降低心肌耗氧、抗心律失常、改善心梗后心室重构改善心功能。但是,以下三种情况慎用此药:患者合并支气管哮喘、血压低于 90/60 mmHg、心率低于 60 次/分。

很多患者把 ACE I /ARB 当成降压药,因此对医生应用此药提出疑问。实际上,患者心梗后应用此类药,主要作用不是降压,是改善心梗预后,即使血压不高也应在医生指导下应用。

76. 心肌梗死患者用阿司匹林有什么作用？

冠状动脉内斑块破裂、诱发局部血栓形成是引起急性心肌梗死的主要原因。在急性血栓形成中，血小板活化起着十分重要的作用，抗血小板治疗已成为急性心肌梗死一级预防及二级预防的常规治疗。阿司匹林是目前临床上最常用的抗血小板药物。

阿司匹林抑制血小板聚集的作用是不可逆的。由于每日均有新生的血小板产生，而当新生血小板占到整体10％时，血小板功能即可恢复正常，所以阿司匹林需每日服用。阿司匹林口服的生物利用度为70％左右，1～2小时内血浆浓度达高峰，半衰期随剂量增加而延长。心肌梗死急性期，阿司匹林使用大剂量应对，首次服用时应选择水溶性阿司匹林或肠溶阿司匹林嚼服，以达到迅速吸收的目的。3天后改为小剂量维持。

77. 阿司匹林为什么不能擅自服用？

阿司匹林不但具有对血小板聚集的抑制作用，还具有镇痛、消炎、解热、抗风湿等作用，可谓"一专多能"，因此被广泛运用于临床，很多患者也自行服用。但是，对于阿司匹林的不良反应及潜在的风险，可能很多人并未引起注意。

阿司匹林若服用不当,会对胃、肺、肝、肾等脏器产生危害。

阿司匹林可引起胃黏膜糜烂、出血及溃疡等。多数患者服用中等剂量的阿司匹林数天,即见大便隐血试验阳性,长期服用本药者溃疡病发率高。因此,在服用阿司匹林时应注意护胃。可增加胃黏膜保护剂或胃酸抑制剂,若还不能缓解对胃黏膜的伤害,需要更换阿司匹林,改用其他药物。

哮喘患者慎用阿司匹林,因为阿司匹林是强有力的支气管收缩剂和促分泌素,部分患者在服用阿司匹林后会出现荨麻疹、喉头水肿、哮喘大发作等过敏反应。由阿司匹林引发的哮喘临床上称为阿司匹林性哮喘。约有半数以上的阿司匹林性哮喘患者伴有鼻息肉、鼻窦炎、鼻炎等鼻部症状。诱发的药物有:以阿司匹林为代表的解热镇痛药,如阿司匹林、复方阿司匹林(APC)、非那西丁、扑热息痛、氨基比林、安乃近、安替比林等;非甾体类抗炎药,如消炎痛、布洛芬、芬必得、保泰松、氟灭酸、炎痛喜康等。患有鼻息肉、鼻窦炎、鼻炎又伴有哮喘患者,应慎用解热镇痛药,确诊属于药物过敏的患者应绝对禁用,否则可能有生命危险。一些复方制剂,如银翘解毒片、平喘药(复方茶碱)内也含有解热镇痛药,应慎用。

阿司匹林对肝肾的影响主要取决于剂量,其不良反应多为可逆性。阿司匹林主要在肝脏代谢,某些情况下可能与肝细胞发生过敏反应,因此肝功能严重障碍者慎用。服药时最好定期对肝功能进行监测,必要时停药、换药。

长期服用大剂量阿司匹林,会出现间质性肾炎、肾乳头坏死、肾功能不全或肾功能衰退等情况。但长期服用小剂量阿司匹林并不影响肾功能，因此，患者服用阿司匹林应遵医嘱，不要擅自加大剂量。

此外，长期服用阿司匹林还可引起皮下出血。患者表现为皮肤青紫或有出血点，甚至牙龈出血或鼻出血，常见于老年女性。

孕妇不能随意服用阿司匹林，因为在妊娠期使用阿司匹林可导致母亲贫血、产前或产后出血、过期妊娠和产程延长。大剂量阿司匹林对胎儿的影响包括围产儿死亡率增加、宫内发育受限、先天性水杨酸盐毒性和白蛋白结合力下降，孕晚期使用可导致胎儿动脉导管过早关闭。尽管有研究显示对于妊娠期高血压、子痫前期、子痫和胎儿宫内生长受限的患者，小剂量阿司匹林可能有益，但研究结果并不一致，仍需更多的研究来证明。

阿司匹林在乳汁中只有低浓度的分泌，但由于潜在的水杨酸盐毒性，美国儿科学会建议哺乳期慎用。

78. 哪些人需要阿司匹林？

阿司匹林和他汀是防治心肌梗死和脑梗死最为重要的两类药物。心肌梗死和脑梗死最重要的发病机制之一就是供应心脏或脑血液的动脉血管内形成了血栓，阿司匹林对血小板聚集具有抑制作用，因此阿司匹林能降低急性心肌梗死疑似患者的发病风险、预防心肌梗死复发、降低短暂性脑缺血发作及其继发脑卒中的风险。

那么，哪些人需要服用阿司匹林呢？

（1）动脉粥样硬化性心血管疾病者

包括冠心病、心肌梗死、脑梗死、外周动脉病变的患者。

（2）高血压合并慢性肾病者

（3）心血管危险因素者

危险因素包括冠心病家族史、糖尿病、血脂异常、高血压、肥胖、抽烟史、男性大于等于 50 岁或女性绝经期后，无心血管病与慢性肾病，但具有以上 3 种以外（含）危险因素者，应服用阿司匹林进行一级预防。一级预防是指防止没有发生心脏疾病或脑血管病的患者发生这类疾病。

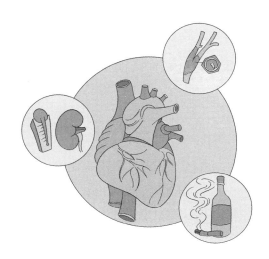

79. 心肌炎如何用药？

（1）积极治疗原发病：对细菌、真菌、原虫感染性心肌炎，应采用抗细菌、抗真菌、抗原虫药物治疗。病毒性心肌炎尚无有效的抗病毒药物。

动物实验证明,病毒在细胞内破坏心肌细胞,心肌中的病毒存在不超过 18 天,感染第 21 天时已不能从心肌中分离出病毒。因此,抗病毒治疗主要用于疾病早期。一般抗病毒药不能进入细胞,因而无效。

利巴韦林(三氮唑核苷)通过阻断病毒的一些酶的活性来抑制病毒核酸的合成,而阻断其复制,经动物试验表明,该药治疗小鼠病毒性心肌炎有一定的疗效,但临床效果尚不肯定。临床使量每天分两次肌内注射或静脉缓注。

病毒性心肌炎在急性发病后多伴有免疫功能下降,特别是细胞免疫功能降低,反复感染时可选用细胞免疫增强剂胸腺素,每周肌内注射 2～3 次,30 次为 1 疗程,完成疗程后,作用可维持 1～2 年。

(2) 休息:心肌炎活动期应完全休息,重症心肌炎应严格卧床休息,直到症状消除、心电图及 X 线变化恢复至正常再起床活动。充分休息有助于心脏缩小、心功能改善。过早恢复体力劳动可推迟康复,甚至使病情加重。

(3) 心力衰竭的治疗:如有心力衰竭应及时控制,应用洋地黄类强心药物须谨慎,因为此时心肌对药物的敏感性增高,较易发生毒性反应,故宜先从小剂量开始,逐步增加,亦可加用利尿药和血管扩张药物。心肌炎伴有持久心力衰竭者易有栓塞性并发症,可考虑采用抗凝治疗。

(4) 严重心律失常的治疗:不同的心律失常应进行适当的

抗心律失常药物治疗。对高度房室传导阻滞伴阿-斯综合征,即心源性脑缺血综合征发作的患者,安置临时人工心脏起搏器可有效控制发作,增加存活率。

(5)肾上腺皮质激素:肾上腺皮质激素可使严重心肌炎患者的心力衰竭缓解、严重心律失常(如高度房室传导阻滞)减轻或消除。对风湿性心肌炎或过敏所致的心肌炎均有效。

至于病毒性心肌炎是否应用肾上腺皮质激素尚有争议。动物实验中用于急性期时可抑制干扰素的合成、使机体防御能力下降、加速病毒增殖、引起感染扩散,使病情恶化。故认为轻症患者不宜应用肾上腺皮质激素,尤其在发病的最初 10 天内。但对于重度的心肌炎、有高度房室传导阻滞、急性心力衰竭或心源性休克的患者,激素仍应采用,以抑制抗原抗体反应、减少过敏反应、促进炎症吸收。

病毒性心肌炎慢性期以自身免疫反应来使抑制性 T 细胞功

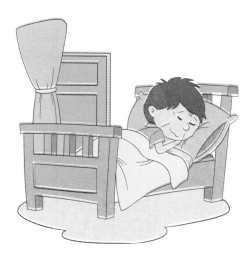

能减退和自然杀伤细胞不足,因此,对常规抗心力衰竭治疗无效的重症患者可应用免疫抑制药治疗。必要时应用体外膜肺氧合(ECMO)治疗,有可能挽救重症心肌炎患者的生命。

(6) 心肌营养药的应用:促进心肌代谢以利于受损心肌细胞的恢复。常用的药物有极化液、三磷腺苷、辅酶 A、肌苷、1,6-二磷酸果糖、大剂量维生素 C(5 克/天),中药丹参、黄芪、生脉饮等亦有有益作用。

80. 起搏器围手术期长期使用的药物有哪些?

围手术期是围绕手术的一个全过程,从病人决定接受手术治疗开始,到手术治疗直至基本康复,包含手术前、手术中及手术后的一段时间,具体指从确定手术治疗时起、直到与这次手术有关的治疗基本结束为止的这个过程,时间跨度为术前 5～7 天至术后 7～12 天。

起搏器围手术期可以继续应用常规的降压药物、降脂药物、降糖药物等多种常规用药,需要注意的主要是抗心律失常药物、抗生素及抗栓药物等的应用,一般会常规应用抗生素,常规应用青霉素或第一二代头孢菌素类抗生素预防感染。而因冠心病、外周动脉血栓或房颤已应用阿司匹林、波立维或华法林等药物的患者,围手术期应调整用量或评估后短期停用以避免出血等并发症,而对于缓慢性或快速性心律失常患者在起搏器植入术前应根据情况继续应用抗心律失常药物,术后根据病情调整用药。

第三章
特殊人群及并发症药物治疗

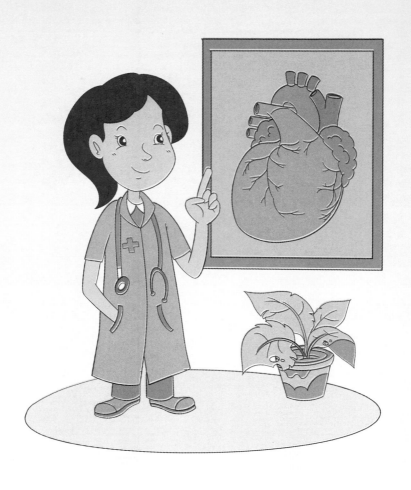

81. 为什么别给老年人乱戴冠心病"帽子"?

门诊上,经常出现这样的老年人,一旦出现胸闷、胸痛、心慌、心悸等不适,便认为自己得了冠心病,反复求医问药,严重者甚至诱发焦虑、抑郁。

实际上,胸闷、胸痛、心慌等症状并非心脏疾病所特有,其他全身疾病,如贫血、胸膜炎等也会引起类似症状。即便上述症状确实是心脏疾病所致,但心脏疾病的类型很多,治疗方法也不相同,不能一律归因于冠心病。

某患者,69 岁,平素身体状况良好,很少出现不适症状。近两周来,一旦走路较快便感觉胸部闷痛,心电图检查正常,但医生还是劝他住院,经冠脉造影发现一支主要的冠状动脉狭窄达90%,被确诊为冠心病,当时就做了冠状动脉扩张术并安置了支架,病痛得以解除。

另有一患者,62 岁,女性,时常胸闷、憋气,心电图有轻度"ST－T"改变,3 年前被诊断为冠心病,一直服药治疗,但未见好转。不久前,该患者做了冠脉 CTA 检查,未发现任何异常,摘掉了冠心病帽子。之后未再服药,症状明显缓解,心情也比以前好多了。

老年人出现胸闷、心悸等症状,怎么才能知道是不是冠心病所致呢? 可以参照下列原则进行初步判断。

初判冠心病,把握两原则。

（1）判断症状是否相符

胸痛是冠心病的主要临床症状。

值得注意的是,部分冠心病患者没有典型症状,尤其是糖尿病患者、老年患者,有时仅表现为胃部不适、恶心、头晕或牙痛、肩臂痛等,极易漏诊和误诊。因此,老年人一旦怀疑自己患有冠心病时,一定要及时到正规医院就诊,详细描述不适的部位、性质、诱因、持续时间及缓解因素等,以便获得正确的诊断及治疗。

（2）看是否存在易患因素

冠心病的基础是动脉粥样硬化,而动脉粥样硬化的危险因素是高血压病、糖尿病、高脂血症、吸烟、年龄以及肥胖、缺少运动、遗传等,具有这些危险因素者容易患冠心病。如果一个危险因素都没有,则罹患冠心病的可能性较小。就年龄来说,大多数冠心病发生于 40 岁以上的中老年人。值得一提的是,女性绝经期前由于雌激素的保护作用,患冠心病的可能性较小。

确诊冠心病,需走两程序。

（1）先做无创检查,再做有创检查

辅助检查是确诊冠心病的重要依据。目前最常用的主要有以下几种方法：心电图、超声心动图、运动平板试验、冠状动脉螺旋 CT 扫描(CTA)和冠状动脉造影。

心电图是冠心病诊断中最常用和最基本的诊断方法,简便易行,症状发作时可及时捕捉其变化情况,并能连续动态观察(动态心电图)和进行负荷激发试验(平板运动心电图),以提高其诊断敏感性。

无论是心绞痛或心肌梗死,都有典型的心电图变化。

超声心动图对冠状动脉血管本身的探测仅限定于其近段，且受仪器性能及操作医师技能的影响很大，因而诊断价值有限。不过，心脏超声可以对心脏形态、室壁运动以及左心室功能进行检查，能排除引起心肌缺血和心绞痛发作的其他心脏疾患，如心脏瓣膜病、心肌病等，是目前最常用的心脏疾病检查手段之一。

传统的冠心病诊断方法主要是根据临床表现和与心电图相关的检查来进行推断，无法了解血管病变的情况，有时会出现漏诊或误诊，特别是对于不典型的案例。随着治疗技术的进步，这样的诊断程度已远远不能满足临床上对冠心病患者病情的判定、治疗方法的选择及预后估测的需要。

冠脉 CTA 检查是通过静脉注射含碘造影剂、对冠状动脉进行增强 CT 扫描，可反映血管狭窄、斑块和钙化等情况，对冠心病具有重要的诊断价值。尽管 CTA 是无创伤性检查，但由于存在射线暴露和造影剂损害（肾脏、甲状腺、过敏等）的风险，应严格把握检查适应证。

CTA 正常者，可初步排除冠心病。CTA 异常者，可进一步做有创性的冠状动脉造影。这是冠心病诊断的"金标准"，必要时，可以同时进行支架植入等治疗。

（2）排除其他疾病

在初步诊断冠心病的同时，应对其他可能引起混淆的情况进行鉴别诊断，因为心悸、胸闷、胸痛等症状可见于多种疾病：其他类型心脏疾病，如高血压性心脏病、心肌病、心律失常等；其他器官疾病，如感冒、肺部疾病、肝胆疾病、胃肠疾病、甲亢、糖尿病、贫血等。而更为常见的引起心悸、胸闷的情况是紧张、压力和劳累等引起的焦虑抑郁状态,以及更年期综合征等功能性疾病。

82. 哪些药物可影响老年冠心病患者健康?

很多老年冠心病患者同时患有多种疾病,每天需要固定服用多种药物,另外还要对付一些突如其来的常见病,临时增服一些药物。但是,对于老年冠心病患者来说,有些药物应慎用甚至禁用,因为这些药物服用后可能出现药物不良反应。

(1)抗痴呆药:痴呆是一种老年常见病,治疗此病需要服用抗痴呆药如石杉碱甲、加兰他敏等,但是这类药物有心动过缓的副作用,因此老年冠心病患者应慎用。

(2)抗晕动病药:如东莨菪碱,心衰、心肌梗死、传导异常、缺血性心脏病等患者禁用。老年冠心病患者由于体弱容易晕车,如出外舟车劳顿需要服用抗晕动病药,应事先咨询医生或药师。

(2)抗组胺药:如苯海拉明,除了能治疗抗晕动病,还适用于皮肤黏膜瘙痒症。老年性皮肤瘙痒既是一种症状,亦是老年人常见的一种皮肤病,据统计发病率为10%左右。其发病是人至老年期,皮肤萎缩退化,皮脂腺和汗腺分泌减少而皮肤干燥所引起。但是,苯海拉明可能引起尖端扭转型室性过速和严重心律失常,故心血管疾病患者尤其是老年心血管疾病患者,要高度重视这类药物的应用。

（3）β受体阻滞剂：如心得安，用于治疗多种原因所致的心律失常。但是临床发现该药可出现心动过缓、低血压、头晕、头痛、口干、胃肠不适、恶心、食欲缺乏、皮疹等不良反应；在心血管、呼吸、神经、消化、血液等系统中均有可能中毒，在心血管系统的中毒表现为充血性心力衰竭，突然出现或缓慢发生心衰，心动过缓、低血压、心搏骤停等。

（4）抗凝药物：如肝素、华法林。

肝素的主要不良反应是易引起自发性出血，表现为各种黏膜出血、关节腔积血和伤口出血等。60岁以上病人用药后出血发生率增加。老年人使用华法林后，应密切检测其凝血功能，因老年患者肝功能解毒功能下降，同时服用多种药物，副作用均增强，可能与老年人对华法林的作用较敏感有关，因此在用药过程中除了观察出血迹象外，还应经常测凝血时间。

83. 老年人服用胺碘酮应注意哪些问题？

胺碘酮是治疗心律失常的常用药物，但是其毒副作用比较大。在使用胺碘酮的时候，应密切观察其不良反应。

胺碘酮对心脏有明显毒副作用，可以引起各种各样的心律失常，从缓慢性心律失常，如传导阻滞，到快速性心律失常的室性心动过速、尖端扭转型心动过速、心室颤动都有可能发生。胺碘酮是一把双刃剑。

对于老年人来说，胺碘酮可致味觉消失、恶心、呕吐、腹痛，此外还应注意该药引起的便秘。便秘是老年人常见的症状,约 1/3 的老年人出现便秘,严重影响老年人的生活质量,因此,必须予以重视。由药物形成的便秘叫做药源性便秘,可导致食欲不振、腹胀、腹痛,便秘严重时可诱发肠套叠或肠扭转以及菌血症。

胺碘酮引起的另一不良反应是甲状腺疾病,包括甲状腺功能亢进和甲状腺机能低下,其中甲状腺机能低下多见于老年人,可出现典型的甲减征象,停药数月后可消退,但黏液性水肿可能遗留不消,可用甲状腺素治疗。

胺碘酮引起的不良反应还有共济失调、不自主运动、外周神经病变、疲劳等。

胺碘酮可以通过泪腺分泌,沉积在角膜上引起视力障碍。

胺碘酮可增加皮肤的光敏感性,导致皮炎,使皮肤色素沉着。

胺碘酮还会导致或加重少数患者肺间质纤维化。

胺碘酮的不良反应与所用剂量和时间有密切关系,剂量越大,时间越长,不良反应发生率越高。在服用胺碘酮的过程中,如出现不良反应,应立即就诊,向医生说明情况。

很重要的一点是,老年人应遵医嘱按时服药,切勿随意增加或减少剂量,否则会增加心律失常的风险。

84. 老年人为什么应慎服阿司匹林?

阿司匹林是防治心脏疾病的一种常用药,医生会用它来预防和治疗心脑血管疾病。但是,老年人并不一定知道,阿司匹林还有潜在的风险,其中最常见的不良反应是肠胃出血或脑出血。

国外的研究人员分析了居住在澳大利亚维多利亚的 2 万名年龄为 70~74 岁的老年男性和妇女的健康数据库,通过电脑运行该数据库,然后把每天服用阿司匹林的利与弊的临床试验结果输入到电脑中。

通过计算机模拟研究发现,服用少量阿司匹林后,710 名老年人预防了心脏疾病,54 名老年人避免了中风,但有 1 071 名老年人出现肠胃出血,129 名老年人出现脑出血。不过,是否服用阿司匹林对他们的寿命则没有影响。

已经有多项研究证实,阿司匹林有助于预防可导致梗死或中风的血栓的形成,但阿司匹林有一个副作用是长期服用会导致出血,出血部位因个人情况而有所不同。

目前,心血管和冠心病高危人群每天可以服用小剂量的阿司匹林。而该项研究则认为,老年人应该抵抗这种盲目服用阿司匹林的诱惑。

我国相关研究也提出了老年人慎用阿司匹林的建议。根据新版《阿司匹林在动脉粥样硬化性心血管病中的临床应用:中国专家共识》,50~79 岁人群中有高血压或危险因素者,均应服用阿司匹林作为一级预防,并指出用药前需做出血风险评估。但对 80 岁以上的人群,现有证据尚不足以做出一级预防的建议,即对于目前尚未确诊高血压及其他心血管病的人群,不主张将阿司匹林作为心脑血管疾患的常规预防措施。

不过,对于一些"血栓高风险"的高龄患者,包括长期高血压、严重脑动脉硬化、脑卒中病史或恢复期、持续性心房纤颤、心梗或心梗病史的患者,仍应遵从专科医生意见。但近年来大量临床实践表明,因阿司匹林导致的药物性脑出血、严重胃出血甚至危及生命的现象并不罕见。所以,八旬老人服用阿司匹林时,应权衡利弊,遵医嘱服用。

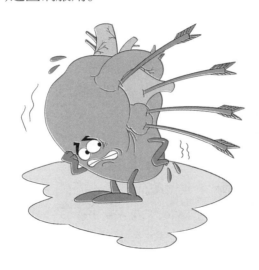

85. 老年人服用他汀类药物有哪些利弊?

他汀类药物是防治动脉粥样硬化性心血管疾病的重要药物。由于老年人肝肾功能降低、多种疾病并存,且常联用多种药物,较年轻人更易发生药物不良反应。

(1)他汀类药物与肝损伤

老年人通常对他汀类药物安全性和耐受性好,但还是要避免盲目应用大剂量他汀类药物,避免不良反应。

谷丙转氨酶(ALT)和谷草转氨酶(AST)异常是他汀类药物最常见的不良反应。老年人使用常规剂量的他汀类药物治疗时,较少发生 ALT 异常,在使用大剂量他汀类药物时,ALT 异常的发生率增高。

因此,他汀类药物禁用于活动性肝病、失代偿性肝硬化及急性肝衰竭、不明原因肝酶持续升高和任何原因导致血清肝酶升高超过 3 倍正常上限的患者。慢性肝脏疾病并非他汀类药物使用的禁忌证。他汀类药物与抗肝炎病毒药物合用时可能增加不良反应,应选择不经肝脏细胞色素 P450 酶(CYP)3A4 代谢的他汀类药物。

(2)他汀类药物与肌损害

他汀类药物相关的肌损害可表现为:① 肌痛或乏力,不伴 CK 增高;② 肌炎、肌痛或乏力等肌肉症状伴 CK 增高;③ 横纹肌溶解,有肌痛或乏力等肌肉症状并伴有 CK 显著增高(正常上限的 10 倍)、血肌酐升高,常伴有尿色变深及肌红蛋白尿,可引起急性肾衰竭。

老年、瘦弱女性、肝肾功能异常、多种疾病并存、多种药物合用、围术期等患者容易发生他汀类药物相关的肌病。部分患者服药后肌酶升高,虽无肌肉症状,也应考虑他汀类药物的不良反应,但是同时还应排除其他原因所致的肌酶升高,如创伤、剧烈运动、甲状腺疾病、感染、原发性肌病等。由于老年人的肌无力、肌痛也可见于老年性骨关节病和肌肉疾病,所以需要根据肌酶和肌肉症状的变化特点进行鉴别诊断。

（3）他汀类药物与慢性肾脏病

美国食品药品监督管理局（FDA）及新药申请局（NDAs）的数据表明，他汀类药物无明显的肾毒性，不会导致慢性肾脏病（CKD）。由于肾功能不全患者容易发生他汀类药物相关的不良反应，因此对于肾功能受损推荐使用目前临床试验已经证实安全有效的剂量，并监测肾功能、肝酶、肌酶的变化。

老年人的肾功能随年龄增长而减退。由于老年人肌酐合成减少，可能使部分肾功能不全的老年患者血肌酐水平检测在正常范围内，而误导临床医生认为患者肾功能正常。因此，老年人使用他汀类药物应同时认真评估肾功能，关注肾功能变化，及时调整药物剂量和种类。

（4）他汀类药物与肿瘤

老年人是恶性肿瘤的高发人群，他汀类药物应用与肿瘤的关系备受关注。近年研究发现，他汀类药物与肿瘤发生无明确相关性，甚至有研究认为他汀类药物可延缓肿瘤恶化。

总体来说，他汀类药物与肿瘤恶化的相关性证据均不够充分，有待进一步研究。研究显示，胆固醇水平低是将来发生肿瘤的危险标志。因此，老年人在应用他汀类药物治疗过程中如发现胆固醇水平下降过低，需警惕肿瘤的潜在风险。

（5）他汀类药物与认知功能

老年患者的认知功能障碍给家庭、社会带来负担。美国国家脂质协会（NLA）认为，应用他汀类药物治疗心血管疾病的获益远超过认知功能障碍的不良反应。如患者在他汀类药物治疗过程中出现神经系统症状，应评估是否为他汀类药物的不良反应,必要时停药观察。

（6）他汀类药物相互作用

辛伐他汀、洛伐他汀、阿托伐他汀经肝脏 CYP3A4 代谢,氟伐他汀主要经 CYP2C9 代谢,瑞舒伐他汀 90% 以原形排泄,约 10% 经 CYP2C9 代谢,普伐他汀、匹伐他汀不通过 CYP3A4 代谢。

经 CYP3A4 代谢的他汀类药物,与 CYP3A4 抑制剂联合应用时可增加不良反应发生的风险,甚至增加横纹肌溶解等严重不良反应的风险。

与他汀类药物合用导致不良反应增加的 CYP3A4 抑制剂有:大环内酯类抗生素(如红霉素类、克拉霉素)、吡咯类抗真菌药(如萘法唑酮、伊曲康唑)、利福平、贝特类(尤其是吉非贝齐)、环孢素、他莫昔芬、胺碘酮、华法林、硝苯地平、维拉帕米、地尔硫䓬、卡维地洛、西咪替丁、质子泵抑制剂、HIV 蛋白酶抑制剂等。

尽管他汀类药物可能对老年患者产生上述副作用,但现有研究显示,老年人应用他汀治疗可以获益。研究结果表明,对于老年缺血性心脑血管疾病的一、二级预防,应用他汀类药物进行血脂异常的干预,可以有效降低主要终点事件的发生率,显著改善患者预后。其获益程度至少与年轻患者等同。对于可能产生的不良反应,只要注意有关事项,可以减轻或者避免。

（1）注意药物间相互作用

相比年轻人,老年人肝肾功能容易减退,也容易发生药物不良反应,而且有的老年人患有多种慢性病,同时需要服用多种药物,其中包括他汀类等心血管病治疗药物,这时就需要考虑他汀与其他药物之间的作用。例如老年心血管病患者常用的维拉帕米、胺碘酮等可增加他汀不良反应的风险，必要时应减小剂量或更换药物，并加强监测。与此同时，应根据患者具体病情全面评估治疗方案，优先选用疗效确切且能够改善预后的药物，而缓用或停用那些疗效不确切或仅能改善症状的药物。

（2）选择个体化治疗

他汀的种类与剂量的选择需要个体化，从小剂量开始用药，在监测肝肾功能和 CK 的前提下合理调整药物用量。在出现肌肉无力、肌肉疼痛、肌肉酸软、肌肉僵直、运动时或运动不久后肌肉痉挛等症状时需及时就诊，并及时复查血清肌酸激酶水平，与老年性骨、关节和肌肉疾病鉴别。

（3）注意合理饮食

酗酒可能增加他汀不良反应的风险，需尽量避免。

人体内的胆固醇主要由肝脏合成，此外，胃肠道细胞、脑细胞也会合成少量的胆固醇，饮食摄入胆固醇量只占 5%～10%。高龄老年患者、慢性消耗性疾病的患者肝脏合成胆固醇能力减退，多数患者并不需要大剂量的他汀药物，具体情况应根据患者的病情进行个体化调整。

86. 老年人心绞痛有哪些特点？

老年人由于其自身机体能力的老化，心绞痛呈现出特有的症状。

（1）疼痛部位不典型

老年人心绞痛可发生于下颌部至上腹部任何部位,容易误诊为其他疾病,老年心绞痛部位不典型发生率为 35.4%,远高于正常成年人。

（2）疼痛程度不剧烈

由于老年人痛觉敏感度下降,心绞痛常为钝痛和灼痛,疼痛程度不如年轻人剧烈,合并糖尿病时疼痛感程度更低。有时,老年人的心绞痛不是一种疼痛感觉,而是一种难以描述的不舒适。凡是疼痛为针刺样、刀割样的情况,往往不是真正的心绞痛,而可能是其他脏器的疼痛。

（3）疼痛范围不确切

疼痛的范围往往是一片,患者可比划出一个大概部位而不能指出确切部位,凡是能指出确切疼痛点的常常不是心绞痛。

（4）非疼痛症状多

老年人心绞痛可以表现为劳累性气促而非胸痛,也可以是疼痛以外的症状,如胸闷、呼吸困难、胃灼热感、胃痛及出汗,甚至只表现为疲倦无力、没有食欲、精神不好、血压偏低,经常在门诊各科室检查了一大圈,某科查了一个心电图后才发现是急性心肌梗死。

87. 小儿早搏是否需要用药?

在一次例行体检中,外企工作的白领孙女士发现 6 岁的孩子有早搏症状。孙女士很是着急,听人说早搏会导致病毒性心肌炎,因此她东奔西跑带孩子治病,孩子服药后仍然有早搏症状。后来,孙女士在一家三级甲等医院小儿心脏专科医生的指导下,没有给孩子服药,只是调整了孩子的作息时间,限制孩子的剧烈运动,禁止玩电子游戏,结果没多长时间,孩子的早搏现象消失了。

早搏属于常见的小儿心律失常之一。正常心脏的跳动是规则的,各次心跳间隔时间基本相等,如果出现突然提前的心跳,在医学上称为过早搏动,即早搏。小儿心律紊乱,最常见的有两种:室性早搏和房性早搏。但小儿早搏不一定就是患了病毒性心肌炎,也有可能是良性早搏。小儿良性早搏,出现次数一般晚上多、早上少,可能有胸闷等现象,也可能没有任何症状。还有的孩子发烧时可能有早搏现象,退烧后早搏就减少,因为这类良性早搏是小儿植物神经系统没有发育完善所致,所以不需要特别治疗,一段时间之后可自然消失。家长不要乱给孩子用抗心律失常药,以免引起不必要的副作用。

对于每分钟少于 6 次的偶发性早搏,家长不必操之过急。在医生做出良性早搏的明确诊断后,不要给孩子乱扣病毒性心肌炎的"帽子",应注意生活规律,坚持定期复诊。即使要服用抗心律失常药,也应该在医生的指导下服用。近年来,在抗心律失常药物的临床应用中,其促心律失常作用及其他毒副作用的严重性逐渐引起人们的警惕和重视。因此,早搏的治疗同样应当考虑到药物的效益/风险比,只有当治疗获益明显大于副作用时,才需要使用抗心律失常药物治疗。儿童的用药安全性问题,更应该引起人们的重视。滥用抗心律失常药物非但无助于早搏的控制,还可能增加心脏疾病患儿的死亡率,最终导致比疾病本身更为严重的后果。

88. 先天性心脏病能怀孕吗?

石小姐结婚多年,一直想要个孩子但又不敢要,因为有一个心结一直困扰着她,"自己患有先天性心脏病,能怀孕生孩子吗?"后来,她去医院询问医生。医生告诉她,先天性心脏病患者也有做母亲的权利,但是需要谨慎,因为有一些危险因素需要提防。

(1)怀孕增加心脏负担

女性怀孕是一个重要的生理变化期,尤其是心血管系统变化更大。为了保证胎儿得到足够的营养,孕妇首先是全身血容量增加,由此造成心脏的前负荷增加。随着孕期延长,孕激素增加,又会使周围血管扩张,心脏后负荷降低,心脏排血量增加。这些变化对胎儿是有利的。但是,孕妇的心脏疾病会对自身产生影响,怀孕期间可增加心脏的负担,有可能导致心衰。孕妇患有心脏疾病,不论是在妊娠期、分娩期还是在产褥期,由于心血管系统负担很重,可导致心脏疾病恶化,甚至引起严重的后果。

(2)怀孕增加血栓危险

孕妇在妊娠期间血液是高凝状态,其间查纤维蛋白原也会比非孕状态高很多。血液高凝状态容易促成血栓的形成,另外,我国女性怀孕后活动通常会自然而然减少,有的因为先兆流产等其他原因甚至终日卧床。在卧床或者活动减少的情况下,血流是缓慢的,这些都是促进血栓形成的因素,有先天性心脏病的孕妇危险性更大。因为先天性心脏病的孕妇基础心功能差,如大于Ⅱ级(即心衰)或有紫绀,不建议妊娠。一般认为,心功能Ⅰ~Ⅱ级能够妊娠坚持到足月,并且分娩结果良好。

(3)怀孕增加生育风险

对胎儿和新生儿而言,母亲合并心衰、紫绀、左室流出道梗阻、抗凝药物史(华法林),都可能造成流产、早产、低出生体重及新生儿呼吸困难综合征,新生儿死亡率是正常孩子的 4 倍。母亲严重先天性心脏病可使新生儿死亡率高达 40%。

从上面几点可以看出,先天性心脏病有多种类型,有的先天性心脏病患者能够怀孕,有的则是禁忌,怀孕前应向心脏内科、产科专家咨询,明确先天性心脏病的类型、程度和心功能状态,确定能否怀孕。最好在怀孕前通过有效治疗,使心脏功能达到最佳状态,以减少怀孕期间母婴风险的发生。

89. 妊娠期发生心律不齐怎么办?

36 岁的孕妇王女士,妊娠 30 周后出现窦性心动过速,心率在 180 次/分,这种情况需要使用艾司洛尔静脉注射,慢慢减慢心率,后改口服比索洛尔减慢心率,一个月后随访,孕妇的心率降至 75 次/分,复查胎儿情况均正常,等待临产。

王女士这种情况是窦性心动过速,属于妊娠期心律不齐,妊娠期心律不齐包括窦性心律不齐、窦性心动过速、早搏、室上性心动过速、心房颤动和心房扑动、室性心动过速。

由于妊娠期间随意用药和病理性心律不齐都会对胎儿产生不良影响,因此孕妇在妊娠期出现心律不齐的现象,既不能随意用药,也不能置之不理,应及时到产科请医生诊断。

医生会根据孕妇情况进行心电图、动态心电图、心脏超声、甲状腺功能等相关检查,必要时查肌钙蛋白 T 和脑钠肽。

孕妇用药安全与否,直接关系到下一代智力发育和身体健康,因此必须慎重。孕妇妊娠用药禁忌,分为禁用和慎用两类。禁用药是毒性较强或药性较猛烈的药物,故绝对禁用,慎用是提醒服药人在服药时要小心谨慎,孕妇可根据自身的具体情况,酌情考虑是禁还是用。有些药品说明书上还有"忌用"一词,忌用处于禁用和慎用之间,它比慎用进了一步,已达到了不适宜使用或应避免使用的程度。标明忌用的药,说明其不良反应比较明确,发生不良后果的可能性很大,但因个体差异而不能一概而论,故用"忌用"一词以示警告。

美国 FDA 对妊娠用药危险性分为 A 级、B 级、C 级、D 级、X 级 5 个等级。

A 级:有足够和良好对照组的研究证明,该药物对妊娠 3 个月的妇女,未见到对胎儿的危害。

B 级:动物生殖研究中,未见到对胎儿的影响。但没有关于人类的足够和充分的证据。

C 级:动物生殖研究中,证明对胎儿有害,但没有关于人类的足够和充分的证据。只有确定对孕妇的益处大于对胎儿的危害之后,方可应用。

D级:在人类生殖研究中,有对胎儿危害的明确证据。但如孕妇用药后有绝对的好处(例如孕妇受到死亡的威胁或患有严重的疾病需要使用,应用其他药物虽然安全但无效),也可应用。

X级:动物或人的生殖研究表明它可使胎儿异常,或根据经验该药对人和动物是有危害性的,孕妇应用这类药物弊大于利,应禁用于妊娠或将妊娠的患者。

除了叶酸等孕妇必须补充的维生素,一般药物很少是A级的。一般的B级药物,在临床上孕妇使用是相对安全的,尤其是在12周以后(孕妇在12周之内尽量避免使用药物)。C级、D级药物都要避免,除非认为潜在的益处大于潜在的风险,并在孕妇知情同意下才能使用。X级属于禁用。

属于妊娠等级B级的药物有:β受体受体阻滞剂(包括倍他乐克、比索洛尔、拉贝洛尔)、地高辛、钙离子拮抗剂(异搏定)和利多卡因。

抗病毒药,大多属于C级,如阿昔洛韦,即无环鸟苷,及治疗艾滋病的齐多夫定;还有部分抗癫痫药和镇静剂如乙琥胺、非氨酯、巴比妥、戊巴比妥等;在自主神经系统药物中,拟胆碱药、抗胆碱药均属C级;拟肾上腺素药中部分属C级,如肾上腺素、麻黄素、多巴胺等;降压药中甲基多巴、哌唑嗪及所有常用的血管扩张药,如酚安拉明、安拉唑林、戊四硝脂均属C级药;利尿剂中呋噻米、甘露醇也为C级药;在肾上腺皮质激素类药物中,倍他米松及地塞米松也属C级药。

胺碘酮属于 D 级,因其代谢慢,可导致胎儿的甲状腺功能和胎心的异常,抗肿瘤药几乎都是 D 级药。D 级药属于妊娠禁忌。

在常用药物中 X 级药物并不多,但因致畸率高,或对胎儿危害很大,孕前期及孕期禁用。此中最为出名的是酞胺哌啶酮(thalidomide,反应停),20 世纪 50 年代末和 60 年代初在欧洲盟军驻地附近的妇女在孕早期服用此药以减轻妊娠反应,此后发现不少胎儿出生时上肢短小、下肢合并而呈海豹状故称之为海豹样畸形,这是人们在较早时期所认识的 X 级药物。

就中药类而言,孕妇应禁忌的概括起来有:活血化瘀药、行气祛风药、苦寒清热药、凉血解毒药。其中,绝对禁用的有:芫菁(青娘虫)、斑蝥、天雄、乌头、附子、野葛、水银、巴豆、芫花、大戟、硇砂、地胆、红砒、白砒。禁用的有:水蛭、虻虫、蜈蚣、雄黄、

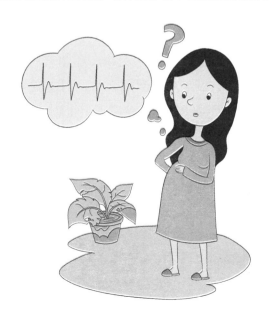

雌黄、牵牛子、干漆、鳖爪甲、麝香。

在大多数情况下,妊娠合并心律失常是良性的,预后较好,保持良好的休息、避免咖啡及浓茶等刺激性饮食并保持良好的心态非常重要。一旦合并有心脏器质性疾病、心律失常严重等病症,也不要慌张,应及时到有综合救治能力的医院就诊,但千万不要自行用药,以免产生药物不良反应,甚至严重的毒副作用。

90. 妊娠后如何确定和治疗心脏疾病?

马小姐怀孕 1 个月时感觉到心脏不舒服,到医院产科检查后由心内科会诊,检查发现有较严重的心脏疾病,为此,医生建议她终止妊娠,因为较严重的心脏疾病会影响到孕妇和胎儿的健康。可是,马小姐想不明白:自己心脏原来没问题,怎么怀孕后会有心脏疾病呢? 医生告诉马小姐,妊娠合并心脏疾病是产科严重的合并症,容易造成孕产妇死亡。妊娠合并心脏疾病的原因是由于妊娠子宫增大,血容量增多,加重了心脏负担。患者分娩时子宫及全身骨骼肌收缩能使大量血液涌向心脏及产后循环血量的增加,均易使有病变的心脏发生心力衰竭。同时,长期慢性缺氧,可致胎儿宫内发育不良和胎儿窘迫。

资料显示,妊娠合并心脏疾病在我国孕、产妇死因中高居第 2 位,位居非直接产科死因的首位,我国发病率约为 1%。目前在妊娠合并心脏疾病患者中,先天性心脏病占 35%～50%,位居第一,其余依次为风湿性心脏病、妊娠期高血压性心脏病、围产期心肌病、贫血性心脏病及心肌炎等。

马小姐是农村进城务工者,她很珍惜这份来之不易的工作,由于工作较忙,所以没有抽出时间做产前检查。医生说,马小姐原来有隐匿性心脏疾病,平时症状不明显,容易被疏忽。如果马小姐能够做一次产前体检,通过治疗稳定心脏功能,预防发生妊娠合并心脏疾病,或许能够顺利怀孕产下健康宝宝。

孕妇首次产前检查时,若有明显症状者,需做心电图、超声心动图等必要的检查。如发现有心血管异常,产科医生会同心内科医生讨论,明确为何种心脏疾病,根据心脏功能分级,确定能否妊娠以及孕期注意事项。

临床上心功能可分为Ⅰ～Ⅳ共4级。Ⅰ级:进行一般体力活动不受限制,运动后也不产生心慌、气短等不适;Ⅱ级:进行一般体力活动轻度受限制,运动后感心慌、气短、胸闷、乏力,休息后症状消失;Ⅲ级:体力活动严重受限制,轻微活动即感心悸、气促、胸闷,休息后可好转,或以往有过心衰,不论现在心功能情况如何均属Ⅲ级;Ⅳ级:不能进行任何体力活动,休息时仍有心慌、气短等不适。

妊娠合并心脏疾病会对胎儿的健康发育产生一定的影响。一是对胎儿的直接影响,主要是宫内缺血、缺氧,胎儿营养不良、发育迟缓,或流产、早产和死胎。心功能越差,胎儿死亡率越高。二是瓣膜置换术后患者妊娠,常因服抗凝药物(如华法令)造成胎儿畸形、流产、死胎和出血的危险。三是母亲的先天性心脏病有一定的遗传倾向。

另外,妊娠合并心脏疾病对孕妇自身健康也会产生影响。

孕妇的临床表现为心力衰竭、感染性心内膜炎、缺氧及发绀、静脉栓塞和肺栓塞。

为此,心脏疾病患者进行孕前咨询十分必要。根据心脏疾病种类、病变程度、是否需手术矫治、心功能级别及医疗条件等,综合判断耐受妊娠的能力。根据情况,心脏病变较轻,心功能Ⅰ～Ⅱ级,既往无心力衰竭史,亦无其他并发症者可以妊娠;心脏病变较重、心功能Ⅲ～Ⅳ级、既往有心力衰竭史、有肺动脉高压、右向左分流型先天性心脏病、严重心律失常、风湿热活动期、心脏疾病并发细菌性心内膜炎、急性心肌炎等,妊娠期极易发生心力衰竭,不宜妊娠;年龄在 35 岁以上、心脏疾病病程较长者,发生心力衰竭的可能性极大,不宜妊娠。

继续妊娠者须加强监护,因为心力衰竭是心脏疾病孕妇的致命疾病。因此,加强孕期监护的目的在于预防心力衰竭,而具体措施可概括为减轻心脏负担与提高心脏代偿功能两项。减轻心脏负担包括限制体力活动,增加休息时间,保持精神愉悦,避免情绪激动,高蛋白、低脂肪、多维生素饮食,限制钠盐摄入,消除损害心功能的各种因素,如贫血、低蛋白血症、维生素(尤其是 B_1)缺乏、感染、妊娠高血压综合征,根据具体情况予以输血、补液。提高心脏代偿功能包括心血管手术和洋地黄化。

91. 围产期心肌病如何进行药物治疗?

小胡生完小宝宝一周后感到身体不舒服,状况比怀孕期还差,晚上总是翻来覆去睡不着觉,呼吸特别困难。起先白天还可以,慢慢地白天抱着小宝宝的时候也觉得非常劳累。去医院检查,被医生告知是围产期心肌病。

围产期心肌病特指在妊娠过程中(多在妊娠最后1个月)或产后6个月内首次发生以累及心肌为主的一种心脏疾病。发病表现是妊娠中晚期或产后数月,孕妇出现乏力、心悸、气促,甚至是呼吸困难而不能平卧等心衰相关的症状,常伴有心律失常,甚至呈恶性心律失常,也可发生心源性猝死。另外,由于孕产妇处于血液高凝状态,还可发生血栓栓塞如肺栓塞、脑栓塞等。

目前临床确诊围产期心肌病的主要辅助检查方法是超声心动图。检查结果可见左心室扩大、左心室收缩功能损害,室壁局部收缩增厚不均匀,二尖瓣反流,左心房扩大,可有心包积液。

围产期心肌病的治疗与其他病因引起的心力衰竭的治疗大致相同,一般治疗包括限制水钠的摄入。急性期或重症患者应尽快控制病情,以静脉给药为主,如西地兰、速尿、儿茶芬胺类药物等,慢性期或轻症患者可口服药物治疗。

口服药物包括以下几种。

(1)β受体阻滞剂:可通过降低心率等作用改善心衰症状,增强心脏收缩功能,提高围产期心肌病患者生存率,早期、哺乳期服用相对安全。

(2)地高辛:可用于孕产妇,但应加强监测,避免过量而引发洋地黄中毒。

(3)抗凝药物:由于围产期心肌病患者处于血液高凝状态,尤其是左室射血分数小于35%的患者容易发生血栓栓塞,因此对于此类患者应持续抗凝。围产期的用药应特别谨慎,因为用药不慎会影响到孕妇、胎儿、乳母及婴儿的健康。

低分子肝素:通过胎盘,妊娠期可安全使用,哺乳期也可安全使用。

华法林:对胎儿有致畸作用,孕3月后及哺乳期可以应用。

(4)ACEⅠ或ARB:妊娠期禁用,可对胎儿肾功能产生不良反应。

(5)所有心衰药物:非哺乳患者均可使用。因此,围产期心肌病患者不建议哺乳。哺乳者应选择性使用某些ACEⅠ类药物,如卡托普利、依那普利等。

在药物治疗过程中应坚持心内科随访,超声波心动图检查提示左心室功能恢复正常的患者,根据医生的指导,可以在6~12个月内药物逐渐减量并停止心衰治疗。

92. 感冒后怎么预防心肌炎?

李小姐是一位白领,平时工作很忙,但是不忘锻炼身体,下班后只要不是太晚,就会去健身房。前不久,李小姐感冒了,她仍坚持健身,心想感冒后出一身汗,病情就会减轻。但没想到,在跑步机上猛跑一阵后,她突然感觉心悸胸闷,一下子从跑步机上摔下来。送医院诊治后被诊断为病毒性心肌炎。

其实,像李小姐这样的年轻人不少,他们自视身体好,感冒后常以工作繁忙、学业紧张为由,出现严重症状也硬撑,有的甚至在患病期间还坚持锻炼,搞所谓的"运动疗法"。这样会增加心、肺等系统的负担,招致危险。

心肌炎轻者可完全无症状,重者心力衰竭或猝死。感冒是呼吸道病毒感染的简称,多呈自限性。虽说感冒一般对人体健康影响不大,但是往往被忽视而引发急性心肌炎,若引起急性重症心肌炎,发病急,死亡率高。因此,感冒后若出现胸闷、心慌、乏力、恶心、头晕等症状,一定要及时到医院就诊。

临床上认为,在病毒感染如感冒、腹泻后的 1～3 周,若经常乏力、胸痛或心悸,心电图检查可发现心律失常或心肌损伤,抽血发现心肌酶谱异常和病毒感染指标。心肌炎病情轻重相差悬殊,轻者无任何不适或偶有早搏,不用去医院治疗就能痊愈,重者出现严重心律失常、心力衰竭、甚至猝死。

那么,感冒后如何防止心肌炎的发生呢?

(1) 重视检查

如果感染了病毒性疾病的患者发现胸闷、乏力、头晕、心跳过快的异常现象时,应就近去医院检查,查一下心电图,看看有没有早搏、传导阻滞、心肌损伤,如果有异常还可以抽血查一下心肌酶有没有升高,根据结果决定是否去上级医院专科就诊。

尤其要提醒已经当了爸爸妈妈的年轻家长,5 岁以下的感冒小患者,容易合并急性病毒性心肌炎,在小孩感染病毒的时候,密切观察,不可以大意,及时上医院检查。

(2) 注意休息

休息是对心脏最好的保护和治疗,患感冒后最好能在家卧床休息或静养,戒烟、戒酒、不熬夜,不要为了职场打拼而误了自已的健康。感冒后更不能采用所谓的"运动疗法"，以防感冒发展成病毒性心肌炎。

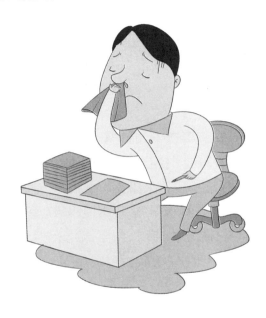

93. 运动员为什么容易心源性猝死？

2017年6月5日下午，中甲北控燕京足球队开展正常训练期间，科特迪瓦籍外援谢克·蒂奥特突发昏厥，终因抢救无效，于2017年6月5日19时许不幸辞世。中甲北京控股俱乐部亦微博发文表示哀悼。

这又是一名运动员猝死的悲剧。临床认为，运动时发生的猝死，绝大多数都是心脏原因。在蒂奥特之前，体坛上有很多著名运动员猝死的悲剧,而且大都是心源性猝死。

最著名的运动员猝死要数美国女排运动员海曼。海曼曾经是美国著名女排选手,被誉为美国体育界的一面"旗帜"。她在1988年退出美国国家队后来到日本打球,在一次正式比赛中突发心脏疾病,猝死在日本松江体育馆。当时球队竟没有配备随队医生,体育馆也没有设立急救站。赛后尸检证明,她的死就是因为主动脉瘤破裂出血所致。

这样的例子有很多。例如,2001年1月4日,时为中国男排国手的朱刚因心脏血管瘤破裂于当天下午在成都去世。他在当天下午的训练中突发心脏疾病,并被迅速送往绵阳医院,后转至华西医科大学附属医院进行手术抢救,但近12个小时的手术未能挽救朱刚年轻的生命。又如,2011年4月3日,阿根廷橄榄球运动员迭戈·塞拉尔于当天比赛结束之后觉得身体不适,在被救护车送往医院的途中猝死,医院证明其死于心脏疾病。另外,还有一些马拉松长跑运动员也因心脏骤停而猝死。

很显然,运动猝死与心脏疾病关系密切。运动猝死是与运动有关的猝死的简称,一般定义为:有或无症状的运动员和进行体育锻炼的人,在运动中或运动后24小时内的意外死亡。强调猝死发生在运动中或运动后,而且患者从发病到死亡也就在几十秒、几分钟之内,这是运动猝死最重要的特征。

业内专家认为,运动猝死的原因通常不外乎有两个:一是运动员患有潜在的心血管疾病,二是参加了超负荷的运动导致心肌缺血。

从运动导致心源型猝死的情况来看,主要有以下几个方面。

（1）冠状动脉粥样硬化性心脏病

冠状动脉粥样硬化性心脏病简称冠心病，是由于脂质代谢不正常，血液中的脂质沉着在原本光滑的动脉内膜上。动脉内膜上一些类似粥样的脂类物质堆积而成白色斑块，称为动脉粥样硬化病变。这些斑块渐渐增多造成动脉腔狭窄，使血流受阻，导致心脏缺血，产生心绞痛。心脏缺血如果短时间(大都超过30分钟)内无法解除，导致相应冠状动脉下游远端灌注区心肌坏死，临床上则表现为急性心肌梗死。这是排在心源性猝死第一位的危险因素。

（2）肥厚性心肌病

肥厚性心肌病是以心肌肥大、室间隔不对称性肥厚、心室腔变小、心腔充盈受阻、心肌细胞异常肥大为特征，以左心室流出道是否有梗阻可分为梗阻性和非梗阻性肥厚性心肌病。肥厚性心肌病最大的危险是容易诱发猝死。肥厚性心肌病是一种常染色体显性遗传的心脏疾病，多为家族史，发病率为1/500。预防肥厚性心肌病的办法是体检。

（3）冠状动脉先天异常

冠状动脉变异是指冠状动脉起源、分布和结构的异常，也叫做冠状动脉畸形。冠状动脉起源异常的情况有多种，其中左冠状动脉主干起源于右冠脉窦，是一种预后严重的冠脉畸形，因其出发后行走于主肺动脉之间，因此任何痉挛或血管运动和压迫都可能造成左冠状动脉主干闭塞而致猝死。

（4）心肌炎

心肌炎是指由各种病因引起的心肌肌层的局限性或弥漫性

的炎性病变。炎性病变可累及心肌、间质、血管、心包或心内膜。急性心肌炎的发作,可导致心功能衰竭。青岛有位 19 岁的足球运动员,比赛时在没有发生冲撞的情况下突然倒地而死。这名球员平时身体状况很好,家人从未发现其患有心脏疾病,根据临床分析,他猝死的原因是由感冒引起的急性心肌炎发作。

（5）心脏传导异常

包括传导障碍、意外传导和捷径传导。传导障碍又可分为病理性传导阻滞与生理性干扰脱节。心脏传导系统异常也是心源性猝死的原因之一。

（6）马凡氏综合征

这是一种以医生名字命名的疾病。1896 年,法国医生安托尼·马凡发现一个 5 岁女孩四肢特别的长而纤细,并有眼睛、骨骼、心血管病变三联征。由于其指(趾)细长,医界当时称此病症为"蜘蛛指(趾)综合征",后又以安托尼·马凡之名命名为"马凡氏综合征"。

此病虽然罕见,但与历史上不少名人,尤其是与体坛名将有关,因此马凡氏综合征又被称为"巨人杀手"。除了著名排球运动员海曼、朱刚,还有我国身高 2.17 米的男篮队员韩朋山、身高 2.12 米的沈阳东进篮球队中锋武强等都死于马凡氏综合征。

尽管心源性猝死者本身都有心脏疾病这一潜在的病根,但是超负荷运动是主要诱因。因为超负荷运动时,心肌需氧量迅速增加,而心排血量不能满足全身代谢的需要,一旦血供不足会造成缺氧,从而导致心肌梗死。超负荷运动使人体儿茶酚胺水平升高,交感神经活动增强,更容易导致血管痉挛,造成急性心肌缺血、坏死，甚至导致心脏骤停。

很多人或许会提出这样的疑问：既然运动员遭遇心源性猝死的"灭顶之灾"危险大，那么是否能预先知道而停止职业运动呢？没那么容易，因为对于潜在的心脏疾病做不到"先知先觉"。美国一家权威科研机构曾对全美猝死的 158 名运动员进行了统计研究，在这 158 人中，有 134 人因心血管疾病死亡，而这 134 名猝死的运动员中，仅有 1 人确诊患有心脏疾病。也就是说，在死亡降临前，运动员一般无法知道自己身上隐藏着"杀手"。

英国伦敦心脏疾病急救中心的阿奇·博尔德博士认为，运动员的突发心梗，通常和疾病关系不大，主要与心脏结构的问题有关。剧烈运动而产生的心脏综合征，是运动员在职业运动中潜移默化产生的，它很可能被忽略，在某个时间集中爆发，造成悲剧。

由于心源性猝死严重威胁着运动员的生命，因此一些职业化程度很高的联赛比如欧洲足球联赛、美国 NBA 等都形成了一套运动员心脏检查的标准。意大利足球甲级联赛实施运动员心脏检测走在欧洲五大联赛前列，很早的时候，所有球员都被要求定期接受意大利运动医学与科学研究会的专门检查。NBA 球员的心脏检查项目更是比美国心脏协会的项目还多，包括常规身体检查、血检、心电图、静止时的超声波心动图以及负荷时的超声波心动图等，球员还必须提供个人和家庭病史。

不仅仅是职业运动员，普通民众也应重视剧烈运动可能导致的猝死，因为校园运动或者业余健身也时有猝死悲剧的发生。对于普通民众来说，预防运动猝死最重要的一点是避免超负荷运动,做到适度运动,同时重视身体检查。最重要的是查心脏在运动中的风险指标,具体包括:心功能指标、血液生化指标、体质测试、运动负荷测试等。心肺功能的全面检查非常重要,因为运动猝死者中多数都有心脏疾病,在一般体检中难以发现。此外,还应关注家族病史,如果家族中有心血管疾病病史,很可能自己也有心血管疾病或潜在的病根,参加运动时必须小心。

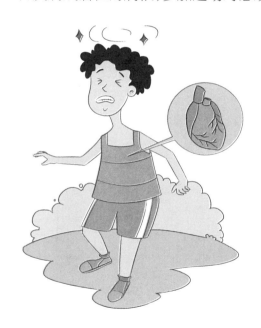

94. 冠心病患者如何选择降压药?

高血压病与冠心病并存时,应优先选用既可以降血压又防治冠心病的药物。

没有心肌梗死病史、临床表现为心绞痛的患者,可选用 ACEⅠ、β受体阻滞剂、钙离子拮抗剂。

有心肌梗死的高血压病患者,根据具体病情,可选用 ACEⅠ、β受体阻滞剂和钙离子拮抗剂。它们不仅能降血压,还是心肌梗死二级预防药物,能降低再次心肌梗死、猝死和总病死率。若患者不能耐受 ACEⅠ的,可换用 ARB。

95. 冠心病患者为什么不能降压过度?

高血压降压目标值一直存在争议,对合并冠心病的患者尤甚。SPRINT 等研究指出高危患者收缩压降至低于 120 mmHg 可以减少心血管事件,给出血压越低越好的结论,因此建议患者强化降压。但是另有研究指出患者血压低于 140/90 mmHg 不会获得更多临床获益,因为降压存在 J 型曲线。理论上来说冠心病患者如果舒张期血压降得太低,可能因灌注不足诱发心肌缺血。

关于降压靶标,不同研究的结论不同,给临床医生的决策带来困扰。冠心病患者降压的 J 型曲线是否一样存在呢? 法国巴黎大学附属医院的 Emmanuelle Vidal-Petiot 博士等做了关于冠心病合并高血压患者降压目标的相关研究,发表在 The Lancet 杂志上。

该研究回顾性分析了 CLARIFY 报告的 2009 年 11 月 26 日

到 2010 年 6 月 30 日间的 22 672 名稳定型冠心病合并高血压患者的数据,以 10 mmHg 为一个单位。主要终点事件为心血管事件、心肌梗死、卒中。以收缩压 120～129 mmHg 和舒张压 70～79 mmHg 亚组作为对照,通过多变量调整后的 Cox 比例风险模型计算风险比。

研究平均随访时间为 5 年,收缩压高于 140 mmHg 或者舒张压高于 80 mmHg 都会增加心血管事件风险,收缩压低于 120 mmHg 或者舒张压低于 70 mmHg 也会增加心血管事件风险。本研究支持临床血压的 J 型曲线现象,也为冠心病患者降压提出了警示。

本研究证明,稳定型冠心病合并高血压患者若降压使收缩压低于 120 mmHg 或者舒张压低于 70 mmHg,将增加心血管事件发生率、心血管死亡率、全因死亡率、心梗、卒中及心衰入院率。

既往研究指出 J 型曲线现象存在于很多高危人群中,例如有心血管事件史的患者、糖尿病合并靶器官损害的患者、卒中患者等。本研究的结论和之前研究有较好的一致性,尽管目标值略有不同,但不同研究的入组标准和排除标准不同,因此本研究对稳定型冠心病合并高血压患者的降压治疗提供了非常重要的借鉴。

也有研究指出 J 型曲线在年龄超过 75 岁的老年患者中发生右移,即老年患者的降压目标值比较高(150 mmHg)。本研究还分析了 SPRINT 研究的血压测量方法,指出 SPRINT 研究的血压测量低估了患者血压,使 J 型曲线左移。最后,研究强调了研究结论仅适用于稳定型冠心病合并高血压患者。

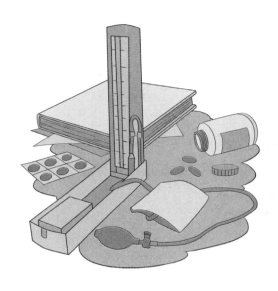

96. 高血压伴左心室肥厚如何选用降压药？

　　据统计,在我国约 1.6 亿的高血压患者中,有 20％～40％合并左心室肥厚。左心室肥厚是指心脏中左心室心肌形态发生变化,造成左心室室壁的增厚,使左心室的室腔相对空间减小,血容量减少,舒张功能减退。左心室肥厚有向心性肥厚、扩张性肥厚、不对称性肥厚三种类型。医学上左心室质量指数(LVMl)男性大于 125 g/m², 女性大于 120 g/m²。心脏彩超和核磁共振是目前较为灵敏的检查方法。

　　造成左心室肥厚的原因有多种,包括高血压、冠心病、肥厚性心肌病、瓣膜病(如主动脉关闭不全)等。在高血压的病人中,主动脉的压力升高,使得左心室不得不以强大的收缩力才能将血液泵入主动脉。此时,心肌细胞只能增生,使心肌在数量上增多,形态上相近,从而代偿性地进行射血。心肌数量增多,就会在形态上使左心室肥厚。经过大量的临床观察与科学研究发现,有左心室肥厚的高血压患者与没有左心室肥厚的患者相比,发生心衰、心肌缺血、室性心律失常、脑卒中和猝死的概率明显增加。

鉴于左心室肥厚对人体健康有如此大的危害,有些高血压伴左心室肥厚的患者就会想:左心室肥厚可以逆转吗?

左心室肥厚经过早期诊断和积极治疗是可以逆转的。若不积极治疗则难以或不能逆转。高血压患者很重要的一点是要在早期预防左心室肥厚,因为左心室肥厚是高血压长期没有得到正确处理的后果。研究表明,中度高血压患者如不进行治疗,5 年后有 50% 的患者将发生心血管并发症,轻度高血压患者如不经治疗,7～10 年后可有 50% 的患者发生左心室肥厚、视网膜病变、脑血管病变及心脏、肾脏的功能障碍。因此,高血压患者应在早期积极控制血压,预防或延缓左心室肥厚的发生。

控制血压最重要的是合理选择降压药,安全平稳地控制好血压,使之降到目标水平。有脏器损害和糖尿病的患者,血压要降到 130/80 mmHg 以下。

那么,左心室肥厚如何选择降压药?

目前,常用的降压药有 ACE I 类、ARB 类、钙离子拮抗剂 (CCB 类)、β 受体阻滞剂、α 受体阻滞剂、利尿剂六大类。每一种降压药降压机制不同,逆转左心室肥厚的效果也不一样。

根据临床资料统计:

ACE I 类逆转左心室肥厚的有效率约为 60％～82％;ARB 类约为 50％～70％;CCB 类约为 63％～72％;β 受体阻滞剂约为 50％～70％;α 受体阻滞剂约为 50％～60％;利尿剂(主要是噻嗪类利尿剂)为 4％。

那么,有人会说:高血压伴左心室肥厚患者选择降压药不是很简单吗,只要按照上述的有效率排序选择就可以了。当然,排序是优先选择的重要依据,但前提是要选择能使血压达标的降压药,然后再依据能有效逆转左心室肥厚降压药物的排序进行选择。每个高血压患者对不同的降压药反应都不一样,需要一段时间来寻找适合自己的降压药。如果单一降压药不能使血压有效达标,可在医生指导下选择小剂量、多品种联合用药,以便能够更好地降低血压,并增进逆转左心室肥厚的疗效。切忌为了追求逆转左心室肥厚而盲目加大降压药物剂量,以致血压过低,对于已经有动脉粥样硬化的老年人尤其如此。有冠心病的高血压患者舒张压不宜降得过低,以免影响冠状动脉的血供。

除了用药物有效控制血压外,还可在医生的指导下选用一些具有营养心肌、保护心脏功能的药物配合治疗。

另外,患者还应做到生活上规律有序,也能起到良好的辅助治疗效果。平时应戒烟限酒、降低膳食脂肪及热量、减少饮食摄盐量,避免过度劳累和精神紧张、情绪忧虑,适当参加体育活动。

97. 高血压伴心衰如何选用降压药?

高血压可引起心力衰竭。那么,伴有心衰的高血压患者,如何选用降压药,才能平稳地把血压降至正常呢?

(1) ACEⅠ:治疗高血压并发心衰的首选药物,常用的有卡托普利、伊那普利等。起始量要小,后据病情逐渐增量。要注意防止低血压和高血钾症。

(2) 利尿剂:一般选用双氢克尿塞和安体舒通,能使血容量减少,减轻心脏负担,改善心功能。注意防止低血钾。

(3) 钙拮抗剂:几乎所有的钙拮抗剂对心脏都有抑制作用,一般不用于治疗心衰,仅氨氯地平(络活喜)可安全用于高血压心衰的降压治疗。

(4) β受体阻滞剂:研究证明,美托洛尔虽然对心脏有抑制作用,但小剂量再加地高辛半片能安全有效地治疗病症。

(5) α及β受体阻滞剂:卡维地洛也可用于治疗高血压心衰,每日1次。观察2日,如效果欠佳,可增至每日1～2次。但禁用于心脏传导阻滞、心动过缓和哮喘患者。

(6) ARB:此类药特别适用于对 ACEⅠ 不能耐受的患者。如氯沙坦一日1次,缬沙坦一日2次,均有一定的效果。

98. 为什么说得了糖尿病心脏容易"痛苦"?

糖尿病容易累及心脏,即容易得糖尿病性心肌病,是指糖尿病患者并发或伴发的心血管系统病变,涉及心脏的大、中、小、微血管损害,是糖尿病最严重的并发症之一。糖尿病合并心脏疾病的发病机制尚未明确,但持续性高血糖、高血压、脂代谢紊乱、血液黏度增高、肥胖、胰岛素抵抗和吸烟等是导致发病的重要因素。

糖尿病性心肌病的临床表现与普通心脏疾病有所不同,临床特点如下。

(1)休息时心动过速

由于糖尿病早期累及心脏自主神经,心率常有增快倾向。一般来说,凡休息状态下心率大于 90 次/分者,应考虑有心脏自主神经功能紊乱的可能。

(2)体位性低血压

糖尿病患者由于心脏自主神经病变而对血压调节反射失常,容易发生体位性低血压,患者从卧位或蹲位起立时,会因为血压突然下降而出现头晕,甚至意识丧失。患者可在卧位站立前后分别测量血压,若收缩压大于 30 mmHg,舒张压大于 20 mmHg,可判定为体位性低血压。

(3)无痛性心肌梗死

糖尿病患者发生急性心肌梗死的概率远高于非糖尿病患

者,病死率高达 30％～50％。糖尿病患者由于有自主神经病变,对痛觉不敏感,心肌梗死发生时常呈无痛性,症状不典型,易被漏诊或误诊。

（4）猝死

由于心脏自主神经病变和功能紊乱,糖尿病性心肌病患者可因各种应激、感染、手术麻醉等导致猝死,表现为严重心律失常或心源性休克,患者仅感短暂胸闷、心悸,迅速发展为严重休克或昏迷状态甚至死亡。

糖尿病性心肌病很有可能并发心肌梗死,因此是糖尿病患者致死的主要原因之一。糖尿病性心肌病如能得到早期诊断、早期治疗,病死率将会大大降低。

如何防治糖尿病性心肌病?

（1）预防为主

预防包括合理饮食、劳逸结合。严格控制饮食,少吃动物脂肪,尽量不要摄入鱼子、动物内脏、蛋黄等含胆固醇多的食物。合理饮食是糖尿病性心肌病基本的防治措施。应做到有规律地作息,适当参加体育锻炼。运动要因人而异,应控制在身体允许的范围内,以不出现临床症状或运动后无心电图缺血性改变为度。

（2）综合治疗

积极治疗糖尿病,纠正高血糖、高血压、高脂血症和高胆固醇血症,消除糖尿病潜在的隐患。因为高血压对人体的危害主要累及心、脑、肾等重要脏器,糖尿病患者若合并了高血压,等同于血管受到血压和血糖的双重打击,心血管风险的增加可能是一种叠加效应。血脂紊乱是公认的心血管疾病高危因素。糖尿病患者常见的血脂异常表现为甘油三酯升高和高密度脂蛋白胆固醇降低,应在专科医生的指导下,长期服用维生素、抗氧化剂、血管活性药物等,并且随身常备冠脉扩张药物,以便在病情突然变化时进行救治。此外,还应定期做心电图检查。

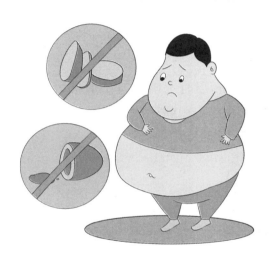

99. 慢性心衰合并心律失常应如何处理?

慢性心衰常合并频发室性早搏、非持续性及持续性室性心动过速甚至室颤。处理此类心律失常首先要治疗基础疾病,改善心功能,纠正神经内分泌过度激活,如应用 β 受体阻滞剂、ACE Ⅰ 及醛固酮受体拮抗剂等,同时应积极纠正伴随或诱发因素,如感染、电解质紊乱(低血钾、低血镁、高血钾)、心肌缺血、高血压、甲状腺功能亢进或减退症等。

慢性心衰合并心律失常有症状性或持续性室速、室颤,如患者具有较好的功能状态则推荐置入埋藏式心律转复除颤器(ICD)。已置入 ICD 的患者,经优化治疗和程控后仍然有症状或反复放电,推荐给予胺碘酮治疗。已置入 ICD,仍然出现引起反复放电的室性心律失常,经优化治疗、程控和胺碘酮治疗不能预防者,推荐导管消融术。不适合置入 ICD、已经优化药物治疗的患者,可以考虑胺碘酮治疗,以预防持续的症状性室性心律失常复发。

100. 慢性心衰合并房颤应如何处理?

心衰和房颤是 21 世纪心血管领域的两大堡垒性疾病。随着我国社会的老龄化,心血管疾病发病率增加,中老年人的心身健康受到危害,心衰合并房颤的致死率、致残率更高,危害更大。所以,心衰合并房颤的全面防治尤为重要。

心衰会引起心房扩大、牵张,心房间质纤维化,导致心房传导延迟和不均一性增加以及心房电重构、机械重构,最终导致房颤次数增加。房颤患者心衰发生率也相应增加,其原因为房颤导致房室同步性丧失。房颤时不规则、快速心室率以及长期快速心室率可导致心动过速性心肌病。因此房颤与心衰互为因果,心衰程度越重,房颤发病率越高。

在治疗方面,首先寻找可纠正的诱因,积极治疗原发病。

房颤的治疗主要包括以下 3 个方面。

（1）心室率控制：建议房颤患者休息状态时控制心室率低于每分钟 80 次,中度运动时低于每分钟 110 次。首选 β 受体阻滞剂,因其能更好地控制运动时的心室率并改善预后。对于射血分数正常的慢性心衰患者,具有降低心率作用的非二氢吡啶类 CCB(如维拉帕米和地尔硫䓬)亦可应用。

（2）节律控制：节律控制策略用于具有复律指征者,如有可逆的继发原因或明显诱因的房颤患者,以及在得到最佳心室率控制和心衰治疗后仍不能耐受房颤的患者。如果房颤持续时间超过 48 小时,在节律控制前应予以抗凝,或行食道超声检查除外心房内血栓之后才能复律。胺碘酮是唯一可应用于收缩性心衰患者转复房颤心律的抗心律失常药。

（3）对房颤患者需进行卒中风险评估并予以抗凝药物治疗、左心耳封堵治疗。

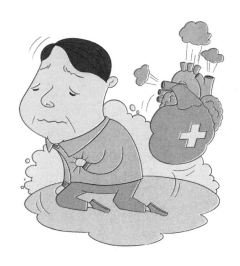

101. 心衰合并其他症状如何使用利尿剂?

速尿是一种强力利尿剂,适用于一、二级高血压患者,尤其是老年高血压或并发心衰者。临床上用于治疗心脏、肾性水肿、肝硬变腹水、高血压等症。急性心衰或慢性心衰急性加重时,利尿剂是缓解症状最快、最有效的药物之一。

那么,心衰合并其他症状如何使用速尿?

(1)脑梗死合并心衰患者能用速尿吗?

尽管临床上要求高血压患者尽可能达标,以免长期高血压影响到心、脑、肾等器官,但是对于脑梗死患者来说,并非血压降得越低越好,尤其是脑梗死急性期合并心衰患者,血压如果降到120/85 mmHg 以下,有可能发生脑梗死使病情加重。因此,脑血管病指南对脑梗死血压要求维持在较高的水平,即使到 180/110 mmHg 都不要处理。

脑梗死的患者在急性期主要是保护脑细胞,避免损伤加重。脱水治疗在急性期中显得尤为重要。同样,脑梗死的患者在急性期宜将血压维持在一个相对高的水平上,以避免因血压过低,灌注不足而使梗死病灶扩大,病情加重。而心衰的治疗上,利尿剂是基石。利尿可以减轻心脏的前后负荷。但患者同时合并心衰,输液量过多,速度不能太快。所以,神经内科里常用的甘露醇在这种情况下就不适合使用。利尿的治疗可选用速尿或交替使用甘油果糖,使患者保持负平衡。

（2）心衰合并肺部感染或慢性阻塞性肺疾病如何应用速尿？

虽然感染和心衰并存,两者总有先后主次之分,而且通常是感染造成慢性心衰急性加重的可能性大些。因此,第一,控制感染总是治愈的前提,感染不除,心衰无法好转;第二,若急性心衰得不到缓解,可能没有机会继续抗感染,所以同时要及时控制心衰;第三,控制急性心衰,利尿自然是首选,只是排痰困难,会干扰感染控制,应联合多手段抗心衰,适度使用速尿,同时给化痰药,这个度的掌握,得根据患者情况及个人经验调整。

102. 肺部疾病为什么会威胁到心脏？

老应患慢性支气管炎已经有十几年时间了,每到气候转冷时经常会感冒。前几天突然降温,老应没来得及增加衣服,这下可惨了,不但感冒,而且咳喘厉害,有时候还被憋得喘不上气来。另外,他还发现自己的腿肿了起来。于是,他到医院就诊。检查发现心脏有问题,是由肺部疾病引起的,因多年的慢性支气管炎发展成肺源性心脏病,简称肺心病。

那么,肺不好,为啥心脏会出问题呢？业内有这样一句话:心肺不分家,其意思是肺部疾病对心脏的威胁度很高。由肺部疾病引起的肺心病患者早期以咳嗽、咯痰为主,逐渐出现心累、气紧、喘促。若反复发生呼吸道感染,就会引发呼吸困难、心悸,稍加活动症状就会加重,出现缺氧发绀、剧烈咳嗽、浓痰增多、全身浮肿、不能平卧、头痛等症状,甚至发生呼吸衰竭、心力衰竭及意识障碍。

肺心病是由慢性支气管炎、阻塞性肺气肿、支气管扩张、肺结核、支气管哮喘及尘肺等反复发作、进而引起右心室肥大以至发展成右心衰竭的心脏疾病。此病发展缓慢,常常要数年或数十年才发展成为肺心病,所以多见于老年人。这是心肺功能障碍所引起的一种全身性疾病。

肺心病的出现给人们带来了很多麻烦,严重影响患者们的家庭生活,给患者的身体带来许多不可逆的伤害。

(1)心律失常:多表现为房性早搏及阵发性室上性心动过速,其中以紊乱性房性心动过速最为典型,也可有心房扑动及心房颤动。少数案例中患者由于急性严重心肌缺氧,可出现心室颤动以至心跳骤停。应注意鉴别与洋地黄中毒等引起的心律失常。

(2)肺性脑病:是由于呼吸功能衰竭所致缺氧、二氧化碳潴留而引起精神障碍、神经系统症状的一种综合征,是肺心病死亡的首要原因,应积极防治。

(3)休克:肺心病休克并不多见,一旦发生,预后不良。发生原因有:感染中毒性休克;失血性休克,多由上消化道出血引起;心源性休克,严重心力衰竭或心律失常所致。

(4)酸碱失衡及电解质紊乱:肺心病出现呼吸衰竭时,由于缺氧和二氧化碳潴留,机体发挥很大限度代偿仍不能保持体内平衡时,可发生各种不同类型的酸碱失衡及电解质紊乱,使呼吸衰竭、心力衰竭、心律失常的病情恶化。对治疗及预后皆有重要意义,应进行监测,及时采取治疗措施。

肺心病重在预防,首先要积极控制慢阻肺、支气管扩张等慢性肺疾病。其次在生活中应注意预防感冒,感冒是慢性肺疾病恶化和急性发作的主要原因,要积极排痰,气道畅通是预防慢性肺疾病恶化的重要一环,坚决戒烟,烟雾会使肺动脉压力升高,从而加重右心负担。

在肺心病的病程中,要特别警惕急性发作的情况。急性发作与病情加重时,要及时去医院,并加强家庭护理。急性期治疗方法是:积极控制感染,保持呼吸道引流通畅,选择合适的抗生素和化痰药;纠正缺氧和二氧化碳潴留,控制呼吸衰竭;控制心力衰竭,使用利尿剂、正性肌力药、血管扩张药;治疗并发症。

103. 胆囊炎为什么会引发心脏疾病?

成语肝胆相照意思是肝与胆关系密切,互相照应,比喻互相坦诚交往共事。临床上的肝与胆同样关系密切,因为肝病常常影响胆,胆病也常波及肝,所以有"肝胆同病"的说法。但是,说到胆与心之间的联系,可能很多人不一定能够理解。实际上,胆的问题会损害心脏功能,主要是因为胆和心脏有部分交叉的支配神经(T4~5脊椎神经),当胆囊疾病发作时,胆道出现炎症或胆管内压力会增高,患者剧烈疼痛,这就可通过神经反射引起冠状动脉收缩,导致血流量减少,从而出现心脏问题,临床上称之为胆心病,也叫胆心综合征。

胆心综合征会引起心绞痛、心律不齐甚至心梗等严重后果。胆心综合征因心脏损害是继发性损害，并非器质性病变，故首先应积极治疗原发病，只有胆道疾病治愈后才能缓解心脏疾病。单纯采用扩张冠状动脉的药物治疗，疗效常不理想。胆心综合征越早治疗效果越好，如长期不去除原发病，胆心综合征持续时间过久，心脏也可演变为不可逆转的器质性病变，届时即使治愈原发病，心脏疾病症状亦不能得到改善。

在临床上，通过胆道手术治疗胆心综合征具有较高的治愈率。胆心综合征发作严重时不宜进行手术，应先积极进行围术期心脏治疗，包括扩冠、营养心肌、纠正心律失常等，争取尽快改善症状及心功能，提高心脏对手术的耐受性。

104. 肾脏受损为什么容易伤"心"?

25岁的外来打工者小顾万万没有想到，自己患了尿毒症，血透需要高昂的医药费，雪上加霜的是前不久还发生了心肌梗死，差点丢了性命。医生说，小顾心肌梗死的"元凶"正是他患病已久的尿毒症。小顾问医生，肾脏和心脏处于两个不同的部位，为什么肾脏不好会伤"心"呢? 医生告诉小顾，尽管肾脏和心脏两者所处部位不同，但肾脏病和心脏疾病却犹如一对"难兄难弟"，肾脏病会引发或加重心血管疾病，反之，心脏疾病也会造成肾脏损害。

肾功能不好，会从以下三方面影响心脏功能。第一，血液内毒素不能及时排出，会影响心肌动力，造成尿毒性心脏病，造成心跳无力、心力衰竭等。第二，不能排除体内多余的水分，使血容量增加，增加心脏负担，造成心室肥厚、心肌梗死、心力衰竭等。第三，电解质紊乱，引起致死性心律失常等严重后果。

数据表明：20～30 岁的尿毒症患者，心血管意外的发生率与无慢性肾脏病的 70～80 岁老年人相似；肾功能中重度受损的患者，缺血性心脏病的发生率为非慢性肾脏病患者的 2 倍多；肾功能中度受损的患者，在发生第一次心肌梗死后一年内没有心衰发生的概率仅为 40％，而肾功能正常患者没有心衰发生的概率可高达 82％；肾脏功能的下降可以导致急性心肌梗死患者 10 年后心衰风险及死亡率增加 5～10 倍。

为什么肾脏与心脏关系如此"密切"呢？为找出肾脏与心脏疾患的潜在关系，美国研究人员前后观察了 5 万名病人。美国有 1 900 万人患有慢性肾病，但其中许多人对此毫无意识。因为肾脏的退化进程非常缓慢，肾病症状变得明显时，肾脏的损害程度已非常深。在美国，有 40 万人需要血液透析或肾移植来维持生命。

对于绝大多数慢性肾病患者来说，最大的噩梦恐怕就是不得不每天接受血液透析，但许多肾病患者在发展到肾衰之前，已死于心脏疾病。

因此，有关专家认为，肾脏病患者在肾脏指标恶化时，最好同时留意自己的心脏。因为一旦肾脏出现问题，心脏出现问题的风险也在增加，而且这种联系在肾病的早期阶段就已发生。肾脏的任何一项生理指标出现恶化，都会导致心脏发病率上升。

肾脏病患者要定期检测肾脏的 3 项生理指标：肾脏过滤血液的速率、尿蛋白水平和贫血情况。研究发现，其中任何一种生理指标的恶化，都可导致心脏发病。

同样，心脏疾病患者别忘了检查肾脏，因为心功能不全时，肾功能也会进行性下降。相当一部分心脏疾病患者存在肾脏损伤，甚至肾功能减退，但常常被忽略。

总之，患者应肾心都关注，才能让肾脏病和心脏疾病这一对"难兄难弟"不"纠缠"在一起。

105. 同时患有慢性肾炎冠心病应如何治疗？

老张患有冠心病多年，遵医嘱服用阿司匹林抑制血小板聚集，避免血栓形成。最近老张又查出患有慢性肾炎，经常伴有血尿、肾功能不全。听人说，服用阿司匹林会产生出血倾向，由此老张产生这样的疑问：自己的血尿是否和服用阿司匹林有关？患有慢性肾炎能否继续服用阿司匹林？

其实，老张的想法是多余的。尽管阿司匹林有增加出血的风险，尤其是消化道出血和出血性卒中，但与血尿的出现无关。目前没有证据显示每日服用常规剂量的阿司匹林与镜下血尿或原有镜下血尿加重有关。因此，慢性肾炎不是服用阿司匹林的禁忌。

另外，大多数研究已经有力地证明，阿司匹林与慢性肾脏病无关，且在慢性肾脏病 3～5 期的患者(中到重度的肾功能不全的患者)中应用也是安全的,尚无证据显示阿司匹林对肾功能有影响。权衡疗效与风险,抑制血小板聚集的阿司匹林需要长期服用。一般来讲,根据医嘱小剂量服用是在安全可控范围内的,不要随意放弃用药。只有长期大剂量服用才会影响到肾功能。

但是,阿司匹林联用其他品种抗血小板或抗凝药物时,如氯吡格雷、达比加群、利伐沙班、华法林、低分子肝素等,会增加出血风险,尤其在老年人或肾功能不全患者中较明显。因此,上述药物的联用需在医生指导下使用,达比加群、利伐沙班、低分子肝素在使用前需评价肾功能,根据估算的肾小球滤过率给予安全、合理的剂量,避免增加出血风险。

尽管阿司匹林与慢性肾脏病无关,但是对于慢性肾炎患者来说,服用阿司匹林应注意以下事项。

(1)必须遵医嘱服用,药物剂量控制在每日 100 毫克以内,当肾炎患者同时服用激素和阿司匹林时,消化道出血风险增加,需加用胃黏膜保护剂和质子泵抑制剂。

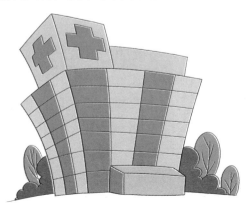

（2）由于阿司匹林影响尿酸的排泄,因此当慢性肾炎患者同时合并高尿酸血症或痛风时,应慎用。

（3）慢性肾炎患者出现镜下血尿加重或无痛性肉眼血尿时,尤其是马兜铃酸肾病患者,需即刻筛查泌尿系肿瘤。

需要指出的是,慢性肾炎患者服用阿司匹林应在专科医生的综合评估下进行,不宜自行服用。

106. 为什么说甲状腺出毛病会连累到心脏?

年近半百的周女士在一次体检中被查出甲状腺有问题,医生嘱咐她去医院内分泌科做进一步检查,但周女士平时工作和家务较忙,觉得甲状腺有点小毛病没啥问题,所以没有去医院。没想到过了一段时间,她经常感到胸闷气急,而且双腿水肿,于是去医院就诊。经检查,周女士因甲状腺功能亢进引起心力衰竭,需住院治疗。这下周女士搞不懂了:小小的甲状腺怎么会连累到心脏?

其实周女士有所不知,甲状腺虽然是人体中的一个小腺体,但是在人体中的“地位”却不能小觑,因为小小的甲状腺被誉为“身体的发动机”,牵一发而动全身,控制着人体的代谢活动,并影响到身体的每个部分。心脏是甲状腺激素重要的作用靶器官,甲状腺激素通过直接或间接的作用影响心率和心肌收缩。心脏之所以不停地工作,就是因为有了甲状腺激素。

常见的甲状腺疾病有甲状腺功能亢进症(甲亢)、甲状腺功能减退症(甲减)、甲状腺结节和甲状腺癌等。虽然甲状腺疾病不易被识别且危害性高,但却是可治可控的。如果没有得到适当的治疗,甲状腺疾病对身体的危害相当大,尤其在心血管方面,会使已有的心血管疾病加重,或者引起新的心血管疾病。甲状腺疾病会引发甲状腺性心脏病,常见的是甲状腺功能亢进性心脏病和甲状腺功能减退性心脏病。

(1)甲状腺功能亢进性心脏病

甲状腺功能亢进性心脏病是指在甲状腺功能亢进症时,甲状腺素对心脏的直接或间接作用所致的心脏扩大、心功能不全、心房纤颤、心力衰竭、心绞痛甚至心肌梗死、病态窦房结综合征和心肌病等一系列心血管症状和体征的一种内分泌代谢紊乱性心脏疾病。甲状腺功能亢进性心脏病有时仅次于甲亢危象,是甲亢患者死亡的重要原因。

老年人更应该对甲亢可能引起的心脏疾病加以重视。

(2)甲状腺功能减退性心脏病

甲状腺功能减退性心脏病是由于甲状腺素合成、分泌不足或生物效应不足而引起的心肌收缩力减弱、心排血量和外周血流量减少等一系列症状和体征的一种内分泌紊乱性心脏病。甲状腺功能减退时,会有一种黏液蛋白沉积在全身各处,不仅会引起四肢、颜面部的水肿,也会引起心脏的水肿,由此导致心肌肿胀,收缩力下降,心包(就是心脏的外衣)产生积液,限制心脏的跳动。甲状腺功能减退性心脏病患者,尤其是老年患者和合并高血压者容易引起心绞痛和心肌梗死。

甲状腺功能减退性心脏病见于各年龄组人群,以成年人居多,但老年人的相对发病率高于年轻组。老年甲减起病隐匿,进展缓慢,有时发展到晚期,临床表现也不明显,仅少部分病人有特征的临床表现和体征,如疲劳、迟钝、抑郁、肌痛、便秘和皮肤干燥等。

鉴于甲状腺心脏病喜欢"光顾"老年人,有关专家提醒,70岁以上老人患上甲状腺疾病后,房颤、心衰等风险大大提高,应尤其重视,每一两年做一次甲状腺 B 超。

在心脏疾病中,甲状腺功能异常引起的心脏疾病,在甲状腺功能恢复正常后是可逆转的。因此,出现甲状腺疾病后应重视治疗。如果甲状腺病人出现心悸、胸闷、胸痛、双腿或双脚水肿、呼吸困难等症状,最好到心内科诊治,因为这些症状往往是心脏出现问题的征兆。

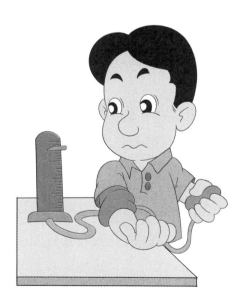

107. 青光眼患者能用硝酸甘油吗?

患有心脏疾病的刘大妈身边经常备有硝酸甘油片,每当心绞痛发作时,她就舌下含服药片,没多时就见效果,刘大妈把硝酸甘油片称为"救命药"。然而,前不久刘大妈使用硝酸甘油片不久,左眼红肿、视力模糊。经眼科医生检查,刘大妈患有原发性青光眼。手术治疗后,刘大妈的青光眼病情得到控制。

一天,闲来无事的刘大妈在小药箱里取硝酸甘油片时顺便浏览了一下药品说明书,发现说明书上禁忌一栏中标注着"禁用于青光眼"。这下可急坏了刘大妈,"救命药"不能用了怎么办?实际上,尽管服用硝酸甘油片可能导致青光眼急性发作,但该药"禁用于青光眼"不是绝对的,在医生的指导下,有些患者还是可以使用硝酸甘油片的。

在我国,心脏疾病患者多数是老年人,其中有些伴有青光眼。这样的患者,应在就诊时向医生说明情况,以便让医生定夺是否能够使用硝酸甘油片。

说到青光眼,大家并不陌生,尽管它不像心脏疾病突然发作那样会产生致命后果,但是其对健康的危害同样不能忽视,因为作为一种严重威胁视功能的眼病,青光眼会造成视功能损害,甚至最终失明。原发性青光眼分为原发性开角型青光眼和原发性闭角型青光眼两类。我国老年原发性青光眼患者多为闭角型青光眼,该病起病急,发病时眼部胀痛、视力下降较明显。而硝酸甘油片可扩张血管,继而引起脑脊液压力和眼内压力升高,所以在硝酸甘油片的药品说明书中,将"青光眼"列为用药禁忌。

可是,根据有关文献报道,也有硝酸甘油片对青光眼"利好"的信息,认为硝酸甘油片可以降低眼压。鉴于学术上出现观点"打架",青光眼患者一般禁用硝酸甘油片,这是出于对患者用药安全角度的考虑。但这并不意味着青光眼患者就一定不能使用硝酸甘油片,关键在于通过医生的评估,确定疗效与风险之比,决定是否使用。因此,患有青光眼的患者如果需要使用硝酸甘油片,必须事先征求医生意见,同时,到眼科检查有无高眼压、房角狭窄、眼底视神经的青光眼改变等体征。如果确诊是青光眼,而且是原发性闭角型青光眼,未经手术治疗者应禁用硝酸甘油片,因为硝酸甘油片引起的多是急性闭角型青光眼。

药物控制良好的开角型青光眼患者,以及手术治疗后的闭角型青光眼的患者,可以服用硝酸甘油片,但是必须定期到眼科随访,监测眼压,若发现眼压升高,应告知心内科医生,以免因继续服用硝酸甘油片而加重眼疾。

另外,没有青光眼的患者,在服用硝酸甘油片的时候,应注意是否会发生眼压升高的现象,眼压不高于 21 mmHg 或波动不大于 8 mmHg,可放心服用硝酸甘油片。

青光眼患者若不能使用硝酸甘油片,可在医生的指导下改用其他药品。

108. 支架术后拔牙要停药吗？

老金的一颗牙齿松动了,经过社区卫生服务中心牙医检查必须拔掉。然而,老金患有冠心病,半年前做过支架手术,遵照心内科医生嘱咐服用氯吡格雷和阿司匹林。当老金向牙医说明正在服药的情况时,牙医说要停药一个星期才给拔牙。这下老金可吃不准了,牙医说要停药,心内科医生说要服药,医生的观点"打架"。为此,老金去医院心内科询问。心内科医生对老金说,他所用的支架为药物支架,它的特点是置入后需要坚持服用阿司匹林和氯吡格雷12个月的时间来抗血凝,预防支架内血栓的形成。12个月之内不能停止用药,因为随意停药会使支架内血栓形成,造成心肌梗死甚至猝死的意外事件。

考虑到拔牙出血较多,老金可以推迟拔牙时间。因此,接受支架手术者,拔牙前应主动向牙科医生说明心脏疾病情况,并且主动与心内科医生沟通,根据医生的意见实施拔牙方案。

第四章
疾病防治实用案例

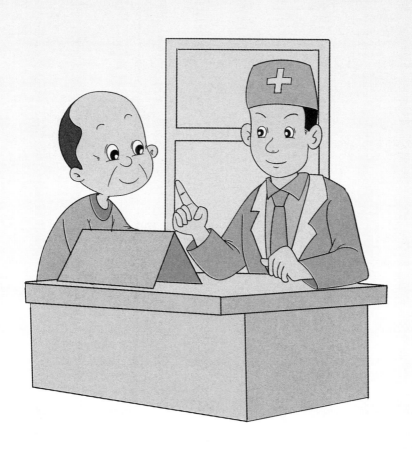

一、心脏疾病防治

案例1　剧烈胸痛,怎么办?

基本情况:张×良,男,68岁,突然剧烈胸痛。

　　高中毕业40周年聚会上,随着年龄的增长,大家讨论有关疾病的话题也越来越多,老李说他的亲戚张×良一次突然剧烈胸痛,没能及时自我治疗,这时如有两个家人或是朋友帮忙扶着快步走,把经络打通就好啦。

治疗方案:聚会同学中的资深心内科医生老刘解释,这个其实是非常错误的做法。中老年人突然持续胸痛,超过20分钟不能缓解,高度怀疑心绞痛,此时首先要做的就是平卧避免情绪激动,有硝酸甘油片的立刻舌下含服一片,同时紧急联系120送医院急诊。老李那样的做法,不仅不能缓解胸痛说不定还会送命。

案例2　心电图T波改变就是心肌缺血?

基本情况:李女士,今年58岁,退休3年,家庭幸福,平时跳跳广场舞。今年体检时,心电图提示:T波改变。

治疗方案:体检医生说是心肌缺血,要求李女士到大医院检查。从此李女士忧心忡忡。李女士没有高血压,也没有糖尿病、高血脂等冠心病的高危因素,人也不胖,平时没有胸闷、胸痛的症状,跳广场舞时状态最好。初步考虑李女士冠心病心肌缺血可能不大。运动平板试验阴性。向李女士反复解释情况,终得理解。

心电图显示 T 波改变,和心肌缺血不画等号,除了心肌缺血外有很多情况都可以引起 T 波改变,比如心肌肥厚、心肌炎、心包疾病甚至胆囊炎、脑梗死、肺栓塞等都可以引起 T 波改变。

二、心脏疾病用药

案例 3 胺碘酮要注意正确的服用方法

基本情况:金×星,男,75 岁,间断心悸 1 月余。

诊　　断:室性早搏。

治疗方案:患者自觉 1 月前开始无明显诱因下出现心悸,检查心电图诊断为室性早搏,后口服胺碘酮治疗早搏,自觉心悸症状较前好转,2 周前患者开始出现便秘、食欲不振、恶心等不适。

药师点评:胺碘酮是目前治疗心律失常的常用药物,使用该药治疗早搏的老年患者较多。但是,在使用胺碘酮的时候,应注意其不良反应。对于老年人来说,应该注意该药引起的便秘。

方案调整:老年患者因心功能退化,易出现室性早搏,药物干预前应综合评估心功能状态,完善超声心动图、动态心电图检查后,再评估是否需要干预室性早搏。因胺碘酮副作用较多,对老年患者而言,易出现不良反应,胺碘酮合理的给药方式是每日 3 次,每次 1 片,一周后改为每日 2 次,每次 1 片,再一周后改为每日 1 次,每次 1 片。该患者服用剂量大易出现药物不良反应,改为每日一次,每次一片后,患者便秘等症状好转。

案例 4　合理使用他汀类药物

基本情况:王×,男,75 岁,发现血脂升高 2 月余。

诊　　断:高脂血症。

治疗方案:患者 2 月前体检发现胆固醇 7.0 mmol/L,后开始每日晚间口服 20 mg 阿托伐他汀治疗,1 月前患者开始肌肉酸胀、乏力不适。

药师点评:他汀类药物可以降低胆固醇,可降低患有动脉粥样硬化性心血管疾病或其他高风险患者主要的不良心血管事件发生率。但是,服用他汀类药物时应注意可能带来的副作用。他汀类药物相关的肌损害可表现为:① 肌痛或乏力,不伴 CK 增高;② 肌炎、肌痛或乏力等肌肉症状并伴有 CK 增高;③ 横纹肌溶解,有肌痛或乏力等肌肉症状并伴有 CK 显著增高(正常上限 10 倍)、血肌酐升高,常伴有尿色变深及肌红蛋白尿,可引起急性肾衰竭。高龄老年患者较少发生严重的高胆固醇血症,其主要原因是饮食摄入胆固醇量减少、肝脏合成胆固醇能力减弱,患有慢性消耗性疾病的患者尤为如此。因而多数患者经过较低剂量的他汀治疗即可使血脂达标。

方案调整:肌肉症状是他汀类常见的不良反应,发生概率与药物剂量及服用时间有关。该患者初次使用阿托伐他汀剂量偏大,因此出现比较明显的肌肉症状。嘱患者药物减量至 10 mg,

每晚一次,一周后患者症状消失。

案例5 如何正确口服地高辛?

基本情况:刘×,男,78岁,活动后气急已持续1月。

诊　　断:心功能不全。

治疗方案:患者1月前开始出现活动后气急,至医院诊断心功能不全。后口服地高辛治疗,每日1次,每次半片,患者自觉病情好转得慢,擅自加大剂量和服药次数,结果出现头痛、乏力、视力模糊、失眠、谵妄等症状,继而心律失常。

药师点评:地高辛是一种中速强心药,口服后开始起效的时间比洋地黄快,进入体内后排泄的时间也比较快,蓄积性较小,作用维持时间也短,适用于急性心衰已得到控制但还需要口服维持量药物的患者。然而,地高辛好比是"手术刀",因为服用地高辛稍有不慎就会带来风险(风险详见"39. 地高辛服用不当会有什么危险")。

方案调整:该患者地高辛服用方式及剂量不正确,导致地高辛中毒,改为正确口服地高辛后,患者的地高辛中毒症状消失。

案例6 地高辛可以和六神丸合用吗?

基本情况:李×,男,80岁,间断胸闷、气促3年余,近2周症状加重并伴心悸。

诊　　断:心功能不全,阵发性室性心动过速。

治疗方案：患者 2 年前开始出现活动后胸闷、气促,至医院诊断心功能不全,长期服用地高辛进行治疗,每日 1 次,每次半片,效果理想。近 2 周心悸不适,动态心电图是阵发性室性心动过速。患者近日咽痛,服用家中自备六神丸。

药师点评：六神丸与地高辛同时服用,容易造成洋地黄中毒。地高辛也不宜与某些中药同时服用。如地高辛与人参联用,相互作用增强,易发生地高辛中毒反应;地高辛与刺五加联用也可升高地高辛的血药浓度,使地高辛的作用与毒副作用均增强。

方案调整：该患者服用地高辛的同时服用了六神丸,导致地高辛中毒,停用六神丸后,患者的地高辛中毒症状消失。服用地高辛期间,切勿擅自加用中成药物,以免造成地高辛中毒。

案例 7　服用 ACEⅠ药物降压出现干咳怎么办?

基本情况：王×,男,75 岁,发现血压升高 1 月余。

诊　　断：高血压病合并心脏疾病。

治疗方案：患者长期患有高血压病,前不久查出高血压病合并心脏疾病,血压最高为 170/95 mmHg,后口服贝那普利降压治疗,患者血压得到控制,近 1 周开始,患者在无明显诱因下出现干咳,不能耐受。

药师点评：贝那普利是 ACEⅠ类降压药物的一种,ACEⅠ是一种抑制血管紧张素转化酶活性的化合物。血管紧张素转化酶催化血管紧张素Ⅰ生成血管紧张素Ⅱ,后者是强烈的血管收缩剂和肾上腺皮质类醛固酮释放的激活剂。肾缺血时刺激肾小球入球动脉上的球旁细胞分泌肾素,肾素对肝脏合成的血管紧张素原起作用形成血管紧张素Ⅰ,在血管紧张素转化酶的作用下,形成血管紧张素Ⅱ,血管紧张素Ⅱ有强烈的收缩血管作用,其收缩血管作用是肾上腺素的 10～20 倍。血管紧张素Ⅱ还可使肾上腺皮质球状带分泌醛固酮,促使水、钠潴留,最终产生高血压。肾素-血管紧张素-醛固酮系统对高血压的发生、发展作用是多方面的。ACEⅠ用药后外周血管扩张,总外周阻力降低,血压下降,在降压的同时不能减少心、脑、肾等重要器官的血流量,不干扰交感神经反射功能,不引起体位性低血压,对高肾素及正常肾素高血压的降压效果显著,对低肾素高血压也有降压效果。血管紧张素酶(ACE)与缓激肽原(激肽酶Ⅱ)是同一种物质,ACEⅠ也可减少缓激肽的降解。ACEⅠ的副作用与缓激肽降解减少有关,可引起咽不适、刺激性干咳等。而 ARB 则无此副作用。

方案调整: 干咳是 ACEⅠ类降压药常见的副作用之一,嘱患者停用贝那普利,氯沙坦(ARB)降压治疗,一周后患者干咳消失,血压得到控制,之后再无干咳症状出现。

案例8 ACEⅠ可以和 ARB 合用降血压吗?

基本情况: 赵×义,男,78 岁,发现血压升高 1 年余,控制不佳 1 月余。

诊　　断: 高血压病合并心脏疾病。

治疗方案: 患者 1 年前体检发现血压升高,血压最高为 180/95 mmHg,进一步诊断为高血压病合并心脏疾病。遵医嘱,服用相关的心血管治疗药物。口服贝那普利降压治疗，患者血压得到控制，近1月患者血压控制不佳，加用氯沙坦降压治疗。

药师点评： ACEⅠ与ARB均通过阻断RAAS系统来实现其临床效应。血管紧张素Ⅱ（ATⅡ）是RAAS系统的核心作用部分。ACEⅠ是通过抑制ACE，使血管紧张素Ⅰ不能向血管紧张素Ⅱ（ATⅡ）转变，使ATⅡ降低。而ARB虽然升高了ATⅡ，但是通过抑制ATⅡ作用的AT1受体（AT1R）阻止AT1R与ATⅡ结合，从而拮抗了ATⅡ激活RAAS的作用。另外，ACEⅠ与ARB均能发挥良好的有效的降压作用，作用效率大致相仿，都得到各国高血压诊治指南的普遍认同。而且两者均能通过阻断全身循环和局部RAAS作用，激活血管内皮分泌扩血管抗增殖的活性因子，抑制缩血管促增殖的活性因子，从而改善血管内皮功能，防止或延缓甚至逆转动脉硬化的进程。2008年美国心脏病协会（ACC）公布了全球迄今为止规模最大的ONTARGET研究，选取了25 260例心血管案例，包括高危糖尿病而无心衰的高危人群，A组接受雷米普利10 mg，B组接受替米沙坦80 mg，C组则同时接受雷米普利10 mg及替米沙坦80 mg联合治疗。一级终点为心血管死亡、心肌梗死、脑卒中和心力衰竭住院。结果发现，C组和B组的血压下降幅度均高于A组，但三组间的一级终点观察结果显示，其下降幅度A组为16.5%，B组为16.7%，而C组也仅为16.3%，三组间并无统计学差异。更令人感到沮丧的是，联合治疗组不但不能产生协同保护作用，反会增加不良反应，特别是低血压和肾脏损害。雷米普利和替米沙坦联合应用组中，虽然一级终点无差别，但低血压、晕厥、肾功能受损、高钾血症等事件增加。

新发糖尿病和肾功能损害亦较单用雷米普利组有增加趋势,未能印证加用替米沙坦在这方面的有利作用。鉴于此,该研究不推荐替米沙坦和雷米普利联合使用,这一研究的结论目前被国际医学界普遍认同。因此不推荐 ACE I 合用 ARB。

方案调整:ACE I 合用 ARB 降压不但不能产生协同保护作用,反会增加不良反应,特别是低血压和肾脏损害。嘱患者停用 ARB,加用钙离子拮抗剂,一周后患者血压控制良好。

案例 9　硝酸甘油该如何保存?

基本情况:刘×军,男,75 岁,间断胸闷不适 3 月,加重 1 周。

诊　　断:冠心病。

治疗方案:患者 3 月前开始出现胸闷症状。诊断为冠心病,平素胸闷发作时含服硝酸甘油,胸闷症状可明显缓解,近一周患者胸闷发作时,含服硝酸甘油无效。患者平素将药物放置于朝阳书桌上。

药师点评:硝酸甘油是一种亚硝酸盐,过热见光极易分解失效。故应放在棕色的玻璃瓶内,旋紧瓶盖密闭保存,放在透明的玻璃瓶或纸袋内保存是不妥当的。

方案调整:该患者硝酸甘油保存方法不正确,导致药物效果丧失,因此纠正硝酸甘油保存方法后,患者服药后胸闷症状可以缓解。

案例 10　服用华法林期间哪些食物不能吃?

基本情况:李×华,男,78 岁,间断心悸 1 年余。

诊　　断：心房颤动。

治疗方案：患者 1 年前开始出现心悸不适，诊断为心房颤动，平素口服华法林治疗，自诉 INR 控制在 2.0～3.0 之间，无明显出血迹象，近日患者多次食用菠菜后牙龈出血。

药师点评：华法林是维生素 K 拮抗剂，应禁止摄入含有维生素 K 的食物，以免影响到该药的效果。许多绿色蔬菜包括菠菜、卷心菜、芦笋、西芹、芥蓝、豌豆等富含维生素 K，李老太就是因为喜爱食用上述蔬菜，减弱了华法林的抗凝效果。

方案调整：该患者服用华法林期间食用了增强华法林效应的食物，导致牙龈出血，嘱患者停止食用该食物后，患者牙龈出血消失。

案例 11　美托洛尔（倍他乐克）如何正确服用？

基本情况：李×山，男，35 岁，间断心悸 1 月余。

诊　　断：窦性心动过速。

治疗方案：患者 1 月前开始心悸不适，诊断为窦性心动过速，平素口服倍他乐克平片治疗，每日 1 次，每次半片。自诉心跳仍较快。

药师点评：窦性心动过速与一般阵发性室上性心动过速是不同的。心跳过快时，可以使用 β 受体阻滞药，通过阻滞 β 受体，使心率减慢，为常用的减慢心率药物。美托洛尔是 β 受体阻滞药的一种，分为平片和缓释片，平片起始剂量每日 2 次，每次半片，缓释片每日一次，每次半片。

方案调整：该患者服用倍他乐克平片，每日 1 次，服用次数不够，效果欠佳,嘱患者改为每日 2 次,患者心悸症状好转。

案例 12　心梗以后无症状还要吃阿司匹林吗?

基本情况:秦×山,男,65 岁,间断胸闷、胸痛 1 年。
诊　　断:冠心病。
治疗方案:患者 1 年前开始出现间断胸闷、胸痛等不适,诊断为冠心病,后出现急性心肌梗死,平素规律口服阿司匹林治疗,数月后患者自觉无胸闷、胸痛症状,遂停用阿司匹林,近日再次出现心肌梗死。
药师点评:急性心肌梗死后完全无症状,说明病情比较稳定,心肌梗死康复较好,预后也较好。但是,主观上无心绞痛等任何症状发生,并不说明已经远离了心肌梗死的威胁。对于有心肌梗死病史的患者,无论是有症状还是无症状,都应该接受药物治疗。心肌梗死急性期,阿司匹林使用剂量应为 150~300 毫克,首次服用时应选择水溶性阿司匹林或肠溶阿司匹林嚼服,以达到迅速吸收的目的。3 天后改为小剂量 75~150 毫克/天维持。
方案调整:该患者心梗后因无胸闷、胸痛的症状擅自停用抗血小板药物导致心梗再次发生,嘱患者应长期口服阿司匹林抗血小板治疗,切勿擅自停用抗血小板药物。

案例 13　阿司匹林可以与中成活血药物合用吗?

基本情况:王×华,男,55 岁,间断胸闷半年。

诊　　断：冠心病。

治疗方案：患者半年前开始出现间断胸闷不适，诊断为冠心病，平素口服拜阿司匹林治疗，每日 1 次，每次 100 mg，无明显胃部不适及出血迹象，近日口服川红花后出现胃出血。

药师点评：阿司匹林抑制血小板血栓素 A2 的生成从而抑制血小板聚集，其机理为不可逆的抑制环氧合酶的合成，由于血小板内这些酶不可再合成，所以此抑制作用尤为显著。阿司匹林对血小板等有抑制作用。因此它可广泛应用于心血管疾病。阿司匹林可引起胃黏膜糜烂、出血及溃疡等。多数患者服用中等剂量阿司匹林数天，即见大便隐血试验阳性，长期服用本药者溃疡病发率高。川红花是活血药，也是止痛药，这两种药都有活血作用，两者叠加"矫枉过正"，故而导致体内出血。

方案调整：该患者不合理口服阿司匹林及川红花，导致胃出血。嘱患者停用川红花，一周后患者胃出血好转。

案例 14　心梗以后无症状还要吃他汀类药物吗？

基本情况：孙×华，男，70 岁，间断胸闷、胸痛半年。

诊　　断：冠心病。

治疗方案：患者半年前开始出现间断胸闷、胸痛等不适，诊断为冠心病，后出现急性心肌梗死，平素规律口服他汀类药物进行降血脂治疗，数月后患者自觉无胸闷、胸痛症状，遂停用他汀类药物，近日再次出现心肌梗死。

药师点评：他汀类药物为较全面的调脂药。他汀类药物的作用机制是通过竞争性抑制内源性胆固醇合成限速酶即 HMG - CoA 还原酶,阻断细胞内羟甲戊酸代谢途径,使细胞内胆固醇合成减少,从而反馈性刺激细胞膜表面低密度脂蛋白(LDL)受体数量和活性增加,使血清胆固醇清除增加、水平降低。临床上主要用于降低胆固醇尤其是低密度脂蛋白(LDL - C),治疗动脉粥样硬化,稳定动脉粥样硬化斑块,现已成为冠心病预防和治疗的最有效药物之一。

方案调整:该患者心梗后因无胸闷、胸痛的症状擅自停用他汀类药物导致心梗再次发生,嘱患者长期口服他汀类药物治疗,切勿擅自停用他汀类药物。

三、特殊人群心脏疾病用药

案例15 老年人如何正确服用阿司匹林?

基本情况:秦×,男,85岁,间断胸闷、胸痛2月余。

诊　　断:冠心病。

治疗方案:患者自觉2月前开始无明显诱因下出现活动后胸闷、胸痛不适,每次持续数分钟,休息后可缓解,检查心电图诊断为ST 段压低,考虑心肌缺血,后空腹服用拜阿司匹林200 mg,每日一次,2周前患者开始出现胃部不适,食欲下降,皮肤出现散状瘀斑。

药师点评：阿司匹林最常见的不良反应是胃肠道反应、胃肠道出血或脑出血，这可能会抵消服用少量拜阿司匹林所带来的益处。对于高龄患者而言，更易出现出血等风险。此外拜阿司匹林因有胃肠道刺激，应用餐中间或餐后服用，避免空腹服用。

方案调整：胃肠道反应和出血是拜阿司匹林最常见的不良反应，发生概率与药物剂量及服用时间有关。该患者初次使用拜阿司匹林剂量偏大，且在餐前服用，因此出现比较明显的胃肠反应和出血迹象。嘱患者药物减量至 100 mg，每日一次，餐后服用。一周后症状消失。

案例16　小儿早搏口服抗心律失常药物治疗合适吗？

基本情况：李×，男，9 岁，间断心悸 2 周。

诊　　断：房性早搏。

治疗方案：患者 2 周前开始出现心悸不适，近几周有剧烈活动。心电图检查是房性早搏。后口服心律平治疗，患者自觉心悸好转，近一周心跳偏慢，约 55 次/分。

药师点评：早搏属于常见的小儿心律失常。儿童用药的安全性问题，更应该引起人们的重视。小儿早搏用药应遵医嘱，滥用抗心律失常药物非但无助于早搏的控制，尚可能增加心脏病患儿的死亡率，最终导致比疾病本身更为严重的后果。

方案调整：该患者近几周有剧烈活动，口服抗心律失常药物后心跳偏慢,考虑与服用药物有关,嘱患者停用抗心律失常药物,避免剧烈活动,注意休息。一周后患者无心悸不适,无心跳偏慢。

案例 17   妊娠期可以用比索洛尔控制心率吗?

基本情况:王×,女,36 岁,间断心悸 1 周。

诊   断:窦性心动过速。

治疗方案:患者(孕 30 周)1 周前出现心悸,心电图是窦性心动过速,心率在 180 次/分,口服比索洛尔减慢心率,一个月后随访孕妇的心率降低至 75 次/分左右,复查胎儿情况均正常,等待临产。

药师点评:妊娠期女性因心脏负担加重易出现心律不齐。窦性心动过速,属于妊娠期心律不齐,妊娠期心律不齐包括窦性心律不齐、窦性心动过速、早搏、室上性心动过速、心房颤动和心房扑动、室性心动过速。由于妊娠期间随意用药和病理性心律不齐都会对胎儿产生不良影响,因此孕妇在妊娠期间产生心律不齐的现象,既不能随意用药,也不能不理会。孕妇用药安全与否,直接关系到下一代智力发育和身体健康,因此必须慎重。

方案调整:该患者心跳偏快,影响心功能及胎儿发育,必须干预,比索洛尔属于 FDA 妊娠危险性 B 级用药,可用于妊娠期心率控制,口服比索洛尔后患者心率逐渐下降,恢复正常心率。